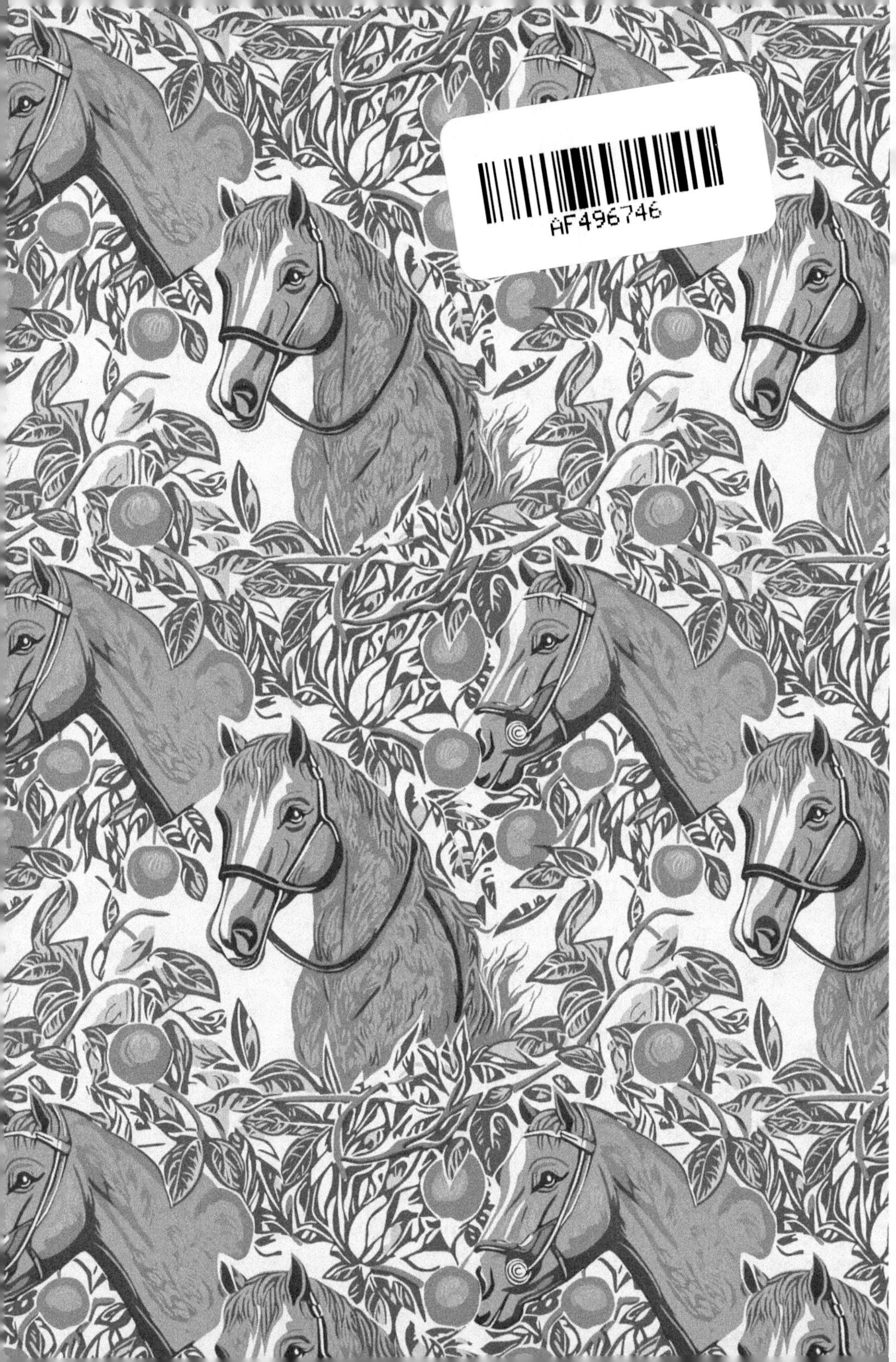
AF496746

Table des matières

Artemis Saage

Santé Équine et Anatomie du Cheval:
Guide Complet pour Chevaux et Poneys

**De l'anatomie aux soins naturels :
méthodes thérapeutiques, premiers secours et
physiologie pour une approche holistique de la
santé équine**

216 Sources
64 Photos / Graphiques
15 Illustrations

Mentions légales

Saage Media GmbH
c/o SpinLab – The HHL Accelerator
Spinnereistraße 7
04179 Leipzig, Germany
E-Mail: contact@SaageMedia.com
Web: SaageMedia.com
Commercial Register: Local Court Leipzig, HRB 42755 (Handelsregister: Amtsgericht Leipzig, HRB 42755)
Managing Director: Rico Saage (Geschäftsführer)
VAT ID Number: DE369527893 (USt-IdNr.)

Éditeur: Saage Media GmbH
Publication: 12.2024
Conception de la couverture: Saage Media GmbH
ISBN Broché: 978-3-384-24566-3
ISBN Ebook: 978-3-384-24568-7

Chers lecteurs,

je vous remercie sincèrement d'avoir choisi ce livre. Par votre choix, vous m'avez non seulement accordé votre confiance, mais aussi une partie de votre précieux temps. J'en suis très reconnaissant.

La santé de votre cheval est la base de succès communs et d'une coexistence harmonieuse. Ce manuel pratique allie des connaissances vétérinaires solides à des méthodes de guérison naturelles éprouvées. De l'anatomie détaillée de l'appareil locomoteur à des instructions concrètes pour les premiers secours, vous obtiendrez un aperçu complet de la santé équine. Profitez de la combinaison des connaissances de la médecine conventionnelle avec des méthodes de traitement alternatives telles que la phytothérapie et le tape kinésiologique. Le livre transmet des connaissances pratiques sur la prévention et le traitement des problèmes courants - du développement musculaire à un soutien ciblé de l'appareil locomoteur. Avec ce guide, vous développerez une compréhension plus profonde des relations corporelles de votre cheval et pourrez détecter plus tôt les problèmes de santé. Renforcez votre compétence en matière de soins équins et établissez une base de connaissances précieuse pour le soin optimal de votre partenaire à quatre pattes.

Je vous souhaite maintenant une lecture inspirante et enrichissante. Si vous avez des suggestions, des critiques ou des questions, je serai ravi de recevoir vos commentaires. Ce n'est que par un échange actif avec vous, les lecteurs, que les futures éditions et œuvres pourront s'améliorer. Restez curieux !

Artemis Saage
Saage Media GmbH

- support@saagemedia.com
- Spinnereistraße 7 - c/o SpinLab – The HHL Accelerator, 04179 Leipzig, Germany

Introduction

Pour vous offrir la meilleure expérience de lecture possible, nous souhaitons vous familiariser avec les principales caractéristiques de ce livre. Les chapitres sont organisés dans un ordre logique, vous permettant de lire le livre du début à la fin. En même temps, chaque chapitre et sous-chapitre a été conçu comme une unité autonome, vous permettant également de lire sélectivement des sections spécifiques qui vous intéressent particulièrement. Chaque chapitre est basé sur une recherche minutieuse et comprend des références complètes. Toutes les sources sont directement liées, vous permettant d'approfondir le sujet si vous le souhaitez. Les images intégrées dans le texte incluent également des citations de sources appropriées et des liens. Un aperçu complet de toutes les sources et crédits d'images se trouve dans l'annexe liée. Pour transmettre efficacement les informations les plus importantes, chaque chapitre se termine par un résumé concis. Les termes techniques sont soulignés dans le texte et expliqués dans un glossaire lié placé directement en dessous. Pour un accès rapide au contenu en ligne supplémentaire, vous pouvez scanner les codes QR avec votre smartphone.

Matériel bonus supplémentaire sur notre site web
Sur notre site web, nous mettons à votre disposition les documents exclusifs suivants :

- Contenu bonus et chapitres supplémentaires
- Un résumé global compact
- Un fichier PDF avec toutes les références
- Recommandations de lecture complémentaire

Le site web est actuellement en construction.

SaageBooks.com/fr/sante_equine-bonus-JOKLST

1. Anatomie et physiologie du cheval

omment fonctionne le corps d'un cheval et qu'est-ce qui le rend si particulier ? Cette question préoccupe à la fois les propriétaires de chevaux, les vétérinaires et les scientifiques. L'organisme du cheval est un fascinant jeu d'interaction entre différents systèmes - de l'appareil locomoteur puissant au système digestif hautement spécialisé, en passant par le système hormonal finement réglé. Alors que l'évolution a façonné le cheval en un animal de fuite endurant, nous avons aujourd'hui des exigences très différentes envers nos partenaires à quatre pattes. Que ce soit comme cheval de sport, compagnon de loisir ou cheval de thérapie, comprendre les bases anatomiques et physiologiques est essentiel pour un élevage, un entraînement et des soins médicaux adaptés. Comment le corps du cheval réagit-il à différentes charges ? Quel rôle jouent les hormones et les processus métaboliques pour la santé et la performance ? Et comment pouvons-nous prévenir les maladies ? Les réponses à ces questions résident dans l'examen détaillé des différents systèmes organiques et de leurs interactions. Seule une bonne compréhension des bases permet de reconnaître tôt les signes de maladie et de réagir de manière appropriée. Les chapitres suivants offrent un aperçu approfondi de l'anatomie et de la physiologie complexes du cheval - des bases aux découvertes scientifiques actuelles. Ce savoir constitue le fondement de tous les autres aspects de la santé équine.

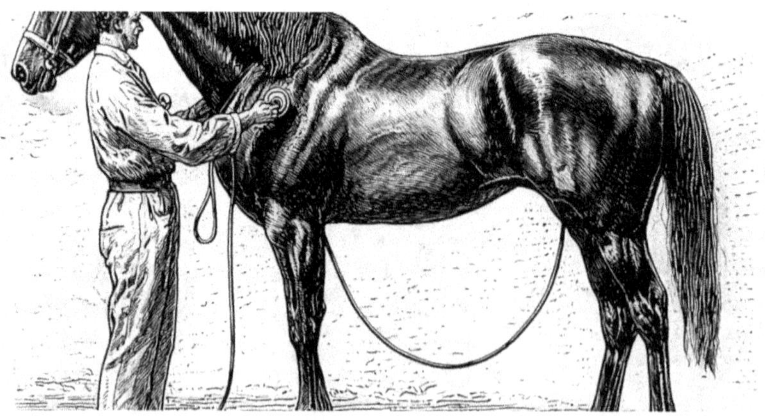

1. 1. Appareil locomoteur

e système locomoteur du cheval est un système hautement complexe composé d'os, de muscles, de tendons et de ligaments, qui s'est parfaitement adapté aux exigences d'un animal proie au cours de millions d'années. Comment ces animaux pesant environ 500 kg parviennent-ils à se déplacer à la fois avec puissance et élégance ? Quels mécanismes leur permettent de paître pendant des heures et, dans le même instant, de fuir à toute vitesse ? Les réponses résident dans la construction particulière du système locomoteur équin : du mécanisme de sabot sophistiqué à la colonne vertébrale élastique, en passant par les puissants muscles et tendons. Comprendre ces relations anatomiques et physiologiques est fondamental pour quiconque travaille avec des chevaux - que ce soit en tant que propriétaire, entraîneur ou thérapeute. Car seul celui qui connaît le fonctionnement du système locomoteur peut détecter les problèmes à un stade précoce et prévenir par des mesures appropriées. Les chapitres suivants examinent en détail les différentes composantes du système locomoteur et montrent à quel point leur interaction est essentielle pour la santé du cheval.

„Les maladies musculo-squelettiques sont le diagnostic le plus fréquent en médecine équine, les processus de guérison ne conduisant souvent pas à une régénération complète, mais à la formation de tissu cicatriciel de moindre qualité."

1. 1. 1. Structure du squelette et des os

e squelette du cheval est un exemple fascinant de l'adaptation parfaite à la rapidité et à la force. La structure osseuse est particulièrement riche en <u>collagène</u>, une protéine qui confère à l'os à la fois stabilité et une certaine élasticité [s1]. Cette composition spéciale permet aux chevaux d'absorber d'énormes charges pendant le mouvement. Les propriétaires doivent donc veiller à une alimentation équilibrée en calcium, surtout durant la phase de croissance des jeunes chevaux, car cela constitue la base d'un développement osseux sain. La structure du collagène dans l'os du cheval change considérablement au cours de sa vie. Chez les jeunes chevaux, on observe un agencement très dense et hautement organisé des fibrilles de collagène, qui devient plus lâche et moins structuré avec l'âge [s1]. Cela explique pourquoi les chevaux plus âgés sont souvent plus susceptibles de rencontrer des problèmes osseux et doivent être entraînés de manière plus douce. Un élément particulièrement important de l'appareil locomoteur est le cartilage articulaire (CA), qui recouvre les extrémités des articulations [s2]. Ce cartilage spécial est composé de trois zones, chacune remplissant des fonctions différentes. La zone superficielle permet des mouvements à faible friction grâce à des fibrilles de collagène disposées parallèlement. En dessous se trouve la zone intermédiaire avec des fibres orientées de manière aléatoire, tandis que dans la zone profonde, les fibrilles sont perpendiculaires à la surface articulaire. Cette architecture sophistiquée, également appelée <u>architecture de Benninghoff</u>, se développe pendant la phase de maturation du cheval [s2]. Le <u>suspensorium</u>, un ligament tendineux évoluant du muscle interosseux moyen, joue un rôle central dans la stabilisation de l'articulation du paturon [s3]. Il empêche une hyperextension excessive et est donc essentiel pour la santé des membres. Fait intéressant, la proportion musculaire dans le suspensorium diffère entre les membres antérieurs et postérieurs, les membres antérieurs ayant une disposition musculaire en forme de C et les membres postérieurs une disposition linéaire [s3]. Pour les entraîneurs, il est important de savoir que les Standardbreds ont une proportion musculaire plus élevée dans le suspensorium que les pur-sang, ce qui doit être pris en compte lors de la conception de l'entraînement. Les propriétés biomécaniques du cartilage articulaire sont étroitement liées à sa composition [s2]. Pendant le mouvement, le cartilage répartit et réduit les charges qui se produisent. Pour remplir cette fonction de manière optimale, il contient, en plus du collagène, des <u>protéoglycanes</u> et des <u>chondrocytes</u>. Les cavaliers doivent donc veiller à une progression dans l'entraînement, surtout chez les jeunes chevaux, car la structure cartilagineuse ne se développe pleinement qu'au cours de la maturation. Pour la pratique, cela signifie qu'il est essentiel de veiller à une augmentation progressive des charges, surtout lors de la formation des jeunes chevaux, afin de donner au tissu osseux et cartilagineux le temps de s'adapter. Un mouvement régulier, mais modéré, est plus important que des séances d'entraînement intensives. Pour les chevaux plus âgés, la diminution de la stabilité de la structure du collagène doit être prise en compte par un entraînement adapté et, si nécessaire, par des mesures de soutien telles que des préparations articulaires. Le maintien de la santé de l'appareil locomoteur nécessite également une alimentation équilibrée avec suffisamment de minéraux et d'oligo-éléments. Surtout pendant les phases de croissance et chez les chevaux plus âgés, un apport adéquat en substances favorisant la formation osseuse est essentiel pour préserver la santé du squelette.

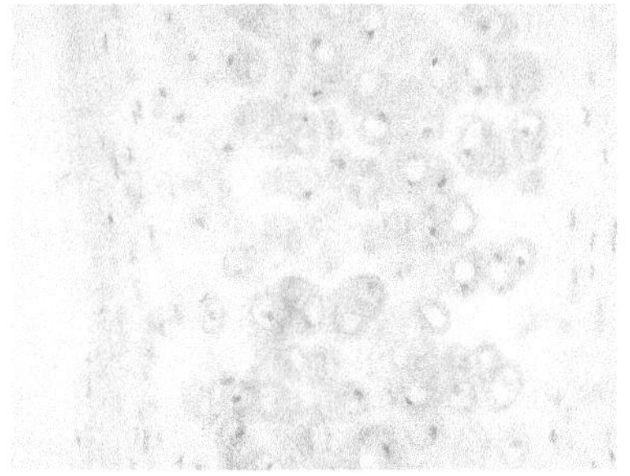

Chondrozyten [i1]

Glossaire

Architecture de Benninghoff

Un principe de construction tridimensionnel du cartilage articulaire qui garantit une distribution optimale de la pression et de la stabilité grâce à son agencement particulier de fibres.

Chondrocyte

Des cellules spécialisées qui vivent dans de petites cavités du tissu cartilagineux et sont responsables de la production et de l'entretien de la substance cartilagineuse.

Collagène

Une protéine fibreuse qui est la principale protéine structurelle du corps et représente environ 30 % de la protéine totale. Elle est principalement responsable de la résistance à la traction des tissus.

Protéoglycane

Des molécules complexes composées de protéines et de chaînes de sucres qui peuvent retenir l'eau comme une éponge, conférant ainsi élasticité et résistance à la pression aux tissus.

Suspensorium

Également connu sous le nom de porteur de paturon, il est constitué de tissu élastique et est responsable de l'amortissement de la jambe du cheval à chaque pas.

1. 1. 2. Musculature et tendons

a musculature et le tissu tendineux du cheval forment un système complexe, essentiel pour le mouvement, la force et la performance. En particulier, les <u>muscles paraspinaux</u> le long de la colonne vertébrale jouent un rôle central dans la santé du dos et peuvent être surmenés par des blessures aux membres ou à la colonne vertébrale [s4]. Cela montre le lien étroit entre différentes régions du corps dans l'appareil locomoteur du cheval. Les maladies musculosquelettiques représentent le diagnostic le plus fréquent en médecine équine [s5]. Il est particulièrement problématique que les processus de guérison ne mènent souvent pas à une régénération complète, mais à la formation de tissu cicatriciel de mauvaise qualité. Cela explique le taux élevé de blessures récurrentes et souligne l'importance des mesures préventives. Les propriétaires de chevaux doivent donc être particulièrement attentifs aux premiers signes de restrictions de mouvement ou de changements de comportement pouvant indiquer des problèmes musculaires. Le développement et le maintien en bonne santé du <u>système musculosquelettique</u> sont largement influencés par le facteur de transcription <u>Sox9</u> [s6]. Ce facteur régule le développement des muscles, des tendons et des os. Un manque d'expression de Sox9 peut entraîner un sous-développement de ces tissus. Pour la pratique, cela signifie qu'il est essentiel de veiller à un développement équilibré de toutes les structures, en particulier lors de l'élevage et de l'entraînement des jeunes chevaux. Une approche d'entraînement systématique avec des phases de récupération adéquates est essentielle. Dans le diagnostic et le traitement des troubles musculosquelettiques, la chiropratique s'est établie comme une méthode complémentaire efficace [s7]. Elle peut aider à restaurer le mouvement normal des articulations et à détendre les muscles tendus. Les propriétaires doivent prêter attention aux qualifications appropriées lors du choix d'un chiropraticien et faire réaliser le traitement en consultation avec le vétérinaire traitant. Les dysfonctions vertébrales se manifestent souvent par des douleurs locales et des tensions musculaires [s4]. Un signe typique est la mobilité réduite de certaines parties du corps. Les cavaliers peuvent souvent le remarquer par un mouvement asymétrique ou une résistance lors de certains exercices. Dans de tels cas, un examen approfondi par un professionnel est indiqué pour éviter des dommages chroniques.

Le taux élevé de blessures musculosquelettiques concerne non seulement les chevaux de sport, mais aussi les chevaux de loisir [s5]. Pour y remédier, il convient de veiller à une charge équilibrée. Cela signifie concrètement :
- Entraînement régulier mais modéré
- Phases d'échauffement et de refroidissement suffisantes
- Variation des séances d'entraînement
- Contrôle régulier de l'équipement pour un ajustement correct
- Conditions de sol appropriées lors de l'entraînement

Les mécanismes de régénération tissulaire, encore mal compris [s5], soulignent l'importance de la prévention. Une gestion de l'entraînement bien pensée, tenant compte des besoins individuels et du niveau de formation du cheval, est la clé du succès. Des examens de contrôle réguliers par des professionnels qualifiés doivent également être prévus pour détecter et traiter les problèmes potentiels à un stade précoce.

Glossaire

paraspinal
Désigne les muscles situés de part et d'autre de la colonne vertébrale, importants pour la stabilisation et le mouvement de la colonne

Sox9
Une protéine qui agit comme un interrupteur génétique et régule particulièrement la formation de tissus cartilagineux et osseux durant le développement embryonnaire

muskuloskelettale
Se réfère à l'interaction entre les muscles, les os, les tendons, les ligaments et les articulations en tant qu'unité fonctionnelle

1. 1. 3. Mécanisme du sabot

e mécanisme du sabot du cheval est un exemple fascinant de l'adaptation parfaite à des charges élevées. En tant que système biomécanique complexe, le sabot est composé de différentes structures qui, en interaction, peuvent absorber de grandes forces et utiliser l'énergie pour le mouvement vers l'avant [s8]. La paroi externe du sabot, qui ne contient ni vaisseaux sanguins ni nerfs, supporte le poids du cheval et protège les structures internes [s9]. Elle est recouverte d'une couche de protection spéciale qui préserve de l'évaporation excessive de l'humidité. En l'absence de cette couche, la sécheresse et les fissures peuvent apparaître - un problème courant chez les chevaux domestiques. Les propriétaires de chevaux devraient donc vérifier régulièrement l'équilibre hydrique des sabots et utiliser des produits de soin appropriés si nécessaire. Un élément central du mécanisme du sabot est l'expansion et la contraction du sabot pendant le mouvement [s10]. À chaque impact, le sabot s'étend latéralement, ce qui est rendu possible par le coussinet digital et les cartilages latéraux. Cette flexibilité est essentielle pour l'amortissement des chocs. En pratique, cela signifie que des fers trop serrés ou rigides peuvent restreindre ce mouvement naturel. Les maréchaux-ferrants doivent absolument en tenir compte lors du choix et de la pose des fers. La fourchette joue un rôle particulier dans le mécanisme du sabot [s8]. Elle absorbe non seulement les chocs, mais soutient également la circulation sanguine du sabot. La pression exercée sur la fourchette comprime les vaisseaux sanguins, agissant comme une pompe naturelle et stimulant la circulation sanguine dans la jambe [s11]. Une fourchette saine et bien développée est donc importante pour la santé globale du sabot. Les propriétaires de chevaux doivent veiller à ce que la fourchette ne soit ni trop taillée ni endommagée par un lit de paille constamment humide. Des études scientifiques ont montré que le sabot non ferré amortit mieux les vibrations que le sabot ferré [s12]. Le ferrage réduit l'amortissement naturel et augmente la transmission des chocs à la première Phalange. Cela souligne l'importance d'une évaluation soigneuse de la nécessité et de la manière de ferrer un cheval. Des méthodes alternatives comme les chaussures de sabot peuvent parfois être une option judicieuse. La croissance du sabot est généralement d'environ 0,6 à 1 cm par mois [s13]. Fait intéressant, des essais avec des plaques de vibrations corporelles complètes ont montré qu'elles ne peuvent pas accélérer significativement la croissance du sabot [s11]. En pratique, cela signifie qu'un soin régulier des sabots tous les 6 à 8 semaines est optimal pour la plupart des chevaux. La sole du sabot forme une barrière de protection importante entre le sol et les structures internes [s14]. Le bord coronet, responsable de la croissance de la paroi du sabot, est fortement vascularisé et doit être protégé des blessures. La paroi interne du sabot avec ses <u>lamelles</u> assure la connexion stable entre la paroi du sabot et l'os du sabot - une séparation de cette connexion peut entraîner des problèmes graves [s13].

Pour les propriétaires de chevaux, il est important de comprendre que le mécanisme du sabot ne peut fonctionner de manière optimale que si tous les composants sont sains et peuvent fonctionner naturellement. Cela signifie en pratique :
- Soin professionnel régulier des sabots
- Mouvement approprié sur différents types de sol
- Litière propre et sèche
- Alimentation équilibrée pour une croissance saine de la corne
- Contrôle régulier des signes de problèmes tels que fissures ou pourriture

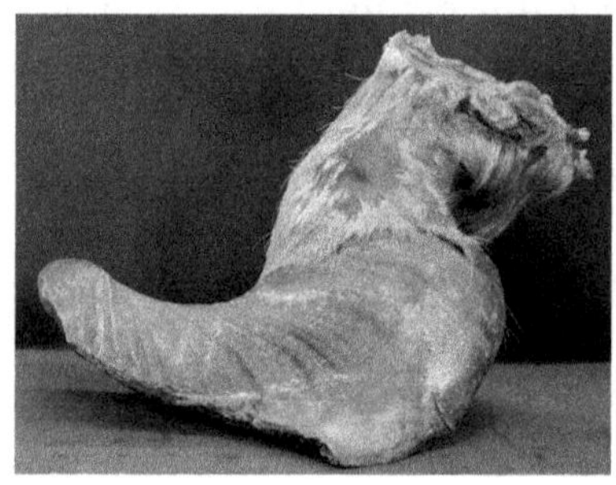

Croissance du sabot [i2]

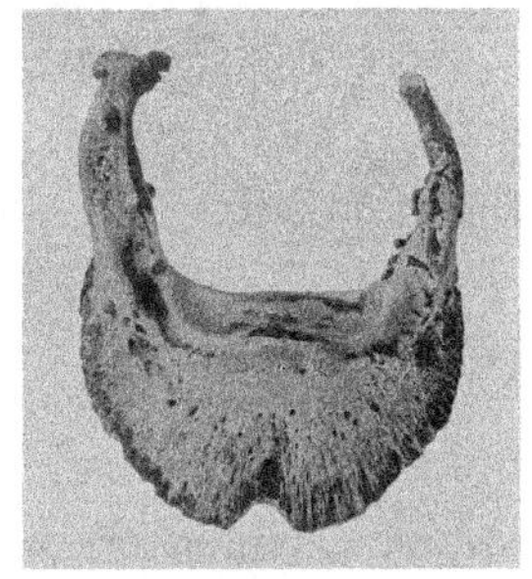

Hufpflege [i3]

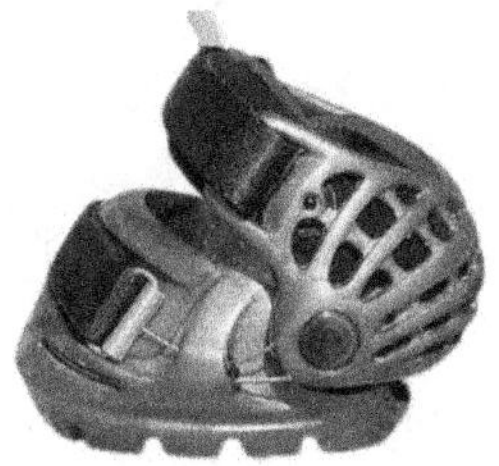

Hipposandales [i4]

Glossaire

Lamelle

Structures tissulaires en forme de feuille dans le sabot, disposées comme des doigts s'emboîtant et assurant la suspension stable de l'os du sabot dans la capsule cornée.

Phalange

Un os des membres chez le cheval, qui fait partie des os des doigts. Le cheval a trois phalanges par jambe, qui, avec d'autres os, forment l'appareil des extrémités des doigts.

1. 1. 4. Fonction de la colonne vertébrale

La colonne vertébrale du cheval est un chef-d'œuvre de l'évolution et remplit plusieurs fonctions vitales simultanément. Avec ses cinq sections caractéristiques - 7 vertèbres cervicales, 18 vertèbres thoraciques, 6 vertèbres lombaires, 5 vertèbres sacrées et un nombre variable de vertèbres caudales - elle constitue l'organe central de l'appareil locomoteur [s15]. Son importance va bien au-delà de la simple fonction de soutien. Une des tâches les plus importantes de la colonne vertébrale est la protection de la moelle épinière, à partir de laquelle l'innervation de l'ensemble du corps est coordonnée [s15]. Les différentes formes et orientations des vertèbres permettent une interaction complexe de différents types de mouvements. Pour les cavaliers, il est important de comprendre que la mobilité le long de la colonne vertébrale n'est pas uniformément répartie - la région cervicale présente la plus grande flexibilité, tandis que la région lombaire est nettement moins mobile [s16]. Les muscles <u>juxta-vertébraux</u> profonds jouent un rôle crucial dans la stabilité de la colonne vertébrale. Ces muscles fortement innervés entourent plusieurs vertèbres consécutives et permettent un ajustement continu de la position de la colonne vertébrale [s16]. En pratique, cela signifie qu'une musculature dorsale bien développée est essentielle pour la santé de la colonne vertébrale. Les cavaliers doivent donc prêter une attention particulière à une gymnastique équilibrée de ces groupes musculaires. Particulièrement intéressant est le système de ligaments sophistiqué de la colonne vertébrale. Il permet au cheval d'abaisser la tête sans avoir à déployer en permanence de la force musculaire [s16]. Cela explique pourquoi les chevaux peuvent paître de manière détendue avec la tête baissée pendant de longues périodes. En même temps, ce système de ligaments assure une connexion biomécanique entre l'avant et l'arrière du corps. Des études scientifiques ont montré que les mouvements de la colonne vertébrale entre une ligne droite et une ligne courbée diffèrent considérablement. Lorsqu'on travaille sur un cercle, la flexion latérale de la colonne vertébrale augmente d'environ 3,6 à 3,75° [s17]. Cette découverte est particulièrement pertinente pour l'entraînement : les cavaliers doivent veiller à entraîner les deux mains de manière équilibrée afin d'éviter des charges unilatérales.

La colonne lombaire mérite une attention particulière, car elle doit garantir à la fois stabilité et flexibilité. Les cinq vertèbres mobiles permettent des mouvements dans différents plans, tandis que les disques intervertébraux entre les vertèbres agissent comme des amortisseurs naturels [s18]. Pour la pratique de l'entraînement, cela signifie que des exercices de mobilisation et de stabilisation de cette région sont particulièrement importants. Les

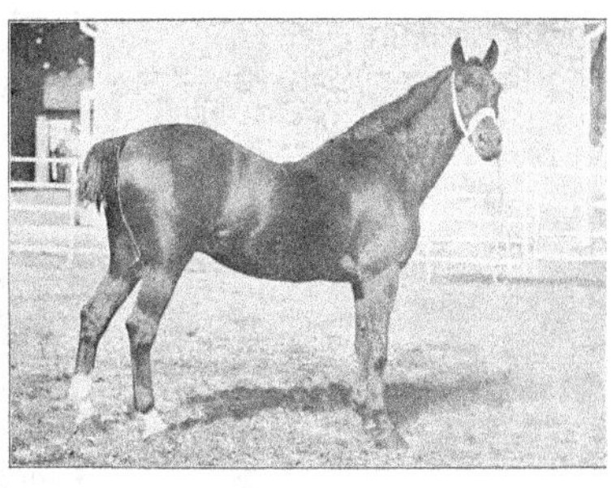

colonne lombaire [i5]

mouvements <u>dorsoventaux</u> des articulations intervertébrales <u>thoraco-lombaires</u> suivent un schéma de mouvement spécifique, qui peut être décrit comme une rotation autour du centre du <u>corps vertébral caudal</u> [s19]. Cette connaissance biomécanique aide à comprendre les problèmes de dos et leur prévention ciblée.

Pour les propriétaires de chevaux et les entraîneurs, cela entraîne d'importantes conséquences pratiques :
- Contrôle régulier de la musculature dorsale pour détecter les tensions
- Développement systématique de la capacité de portage par un entraînement adapté
- Travail équilibré sur les deux mains
- Intégration d'exercices d'étirement dans l'entraînement quotidien
- Prise en compte des limitations de mobilité individuelles
- Contrôle régulier par des professionnels qualifiés

Le maintien de la santé de la colonne vertébrale nécessite une compréhension approfondie de sa fonction et une conception de l'entraînement adaptée. Ce n'est que lorsque toutes les structures impliquées - os, muscles, ligaments et nerfs - travaillent ensemble de manière optimale que le cheval peut développer pleinement ses capacités et rester en bonne santé à long terme.

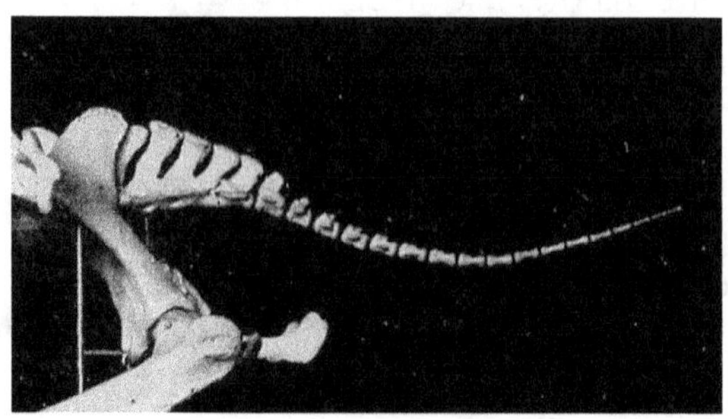

kaudalen Wirbelkörpers [i6]

Glossaire

caudal

Désignation anatomique pour 'situé vers la queue'. Dans le contexte de la colonne vertébrale, cela désigne la direction vers l'arrière, vers la queue du cheval.

dorsoventral

Décrit la direction du dos (dorsal) vers le ventre (ventral) ou vice versa. Cet axe de mouvement est particulièrement important pour le mouvement de montée et de descente du dos du cheval.

juxta-vertébral

Désigne des structures situées directement à côté de la colonne vertébrale. Cette désignation anatomique provient du latin, où 'juxta' signifie 'à côté' ou 'près de'.

thoraco-lombal

Se réfère à la zone de transition entre la colonne thoracique et la colonne lombaire. Cette zone est particulièrement pertinente pour la transmission de la force entre l'avant et l'arrière du corps.

Résumé - 1. 1. Appareil locomoteur

- Le collagène dans l'os du cheval présente une organisation hautement structurée des fibrilles chez les jeunes animaux, qui devient plus lâche avec l'âge.
- Le cartilage articulaire est structuré en trois zones fonctionnelles, disposées selon l'architecture de Benninghoff.
- Le suspensoir présente une proportion musculaire plus élevée chez les Standardbreds que chez les pur-sang.
- Les muscles paravertébraux peuvent être surchargés par des blessures aux membres ou à la colonne vertébrale.
- Le facteur de transcription Sox9 joue un rôle clé dans le développement des muscles, des tendons et des os.
- La paroi du sabot non ferré amortit mieux les vibrations que celle ferrée.
- Le coussinet agit comme une pompe naturelle pour la circulation sanguine dans la jambe.
- Les plaques de vibrations corporelles n'ont pas d'influence significative sur la croissance du sabot.
- Les muscles juxta-vertébraux permettent un ajustement continu de la position de la colonne vertébrale.
- Lors du travail sur un cercle, la flexion latérale de la colonne vertébrale augmente de 3,6 à 3,75°.
- Les mouvements dorsoventaux des articulations intervertébrales thoraco-lombaires tournent autour du centre du corps vertébral caudal.

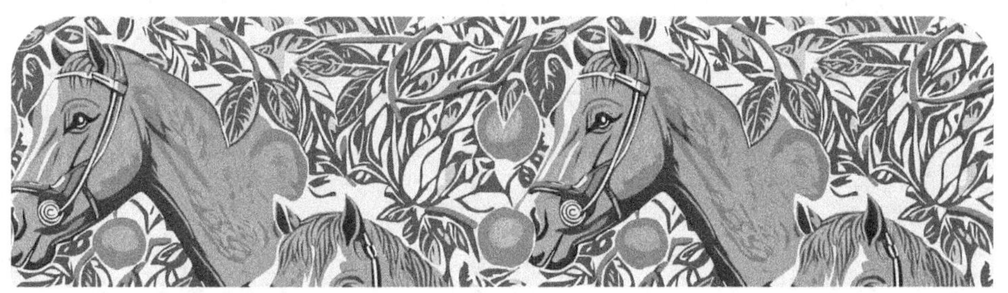

1. 2. Systèmes organiques

es systèmes organiques complexes du cheval constituent la base de sa remarquable performance et de sa santé. Mais comment ces différents systèmes interagissent-ils ? Quelles adaptations spécifiques se sont développées au cours de l'évolution ? Et quelle est l'importance de ces particularités pour les soins quotidiens et l'entraînement ? De la respiration unique en tant que respirateur nasal obligatoire, en passant par le système digestif hautement spécialisé, jusqu'au puissant système cardiovasculaire - chaque système organique remplit des fonctions spécifiques et interagit constamment avec les autres systèmes. Le système nerveux coordonne ces processus complexes, tandis que le système hormonal assure le réglage fin des différentes fonctions corporelles. La compréhension de ces systèmes organiques et de leurs interrelations n'est pas seulement pertinente pour les vétérinaires, mais constitue également la base d'un élevage respectueux de l'espèce et d'une prévention efficace de la santé. Les sections suivantes éclairent en détail les différents systèmes organiques et montrent comment ce savoir peut être appliqué dans la pratique.

„En tant que respirateurs nasaux obligatoires, les chevaux ne peuvent respirer que par le nez, car le chemin entre la bouche et les poumons est anatomiquement bloqué.“

1. 2. 1. Organes respiratoires

e système respiratoire du cheval est un organe complexe et performant, responsable de l'approvisionnement du corps en oxygène vital et de l'élimination du dioxyde de carbone [s20]. En tant que respirateurs obligatoires par le nez, les chevaux ne peuvent respirer que par les narines, car le passage entre la bouche et les poumons est anatomiquement bloqué - une fonction de protection importante qui empêche la nourriture d'entrer dans les poumons [s21]. L'appareil respiratoire se divise en une partie supérieure et une partie inférieure [s22]. La partie supérieure commence par les narines, qui, grâce à leur structure cartilagineuse mobile, permettent une absorption optimale de l'air, surtout lors d'efforts intenses [s20]. Les propriétaires de chevaux doivent donc prêter attention à la mobilité sans restriction des narines lors de l'examen de leurs animaux. L'air inhalé passe ensuite par les cavités nasales avec leurs cornets, les sinus, le <u>nasopharynx</u> (cavité nasale) et le larynx [s23]. Dans la cavité nasale, l'air respiré est réchauffé, humidifié et filtré par la muqueuse fortement vascularisée [s24]. Ce traitement de l'air est essentiel pour la santé des structures pulmonaires sensibles. Les propriétaires de stables doivent donc veiller à un environnement pauvre en poussière et à une bonne ventilation pour ne pas surcharger les mécanismes de nettoyage naturels. La partie inférieure de l'appareil respiratoire se compose de la trachée (<u>trachée</u>) et des poumons [s23]. La trachée est un tube flexible constitué d'anneaux cartilagineux qui se divise en bronches [s20]. Cette structure peut avoir tendance à s'effondrer lors d'une inhalation forcée, c'est pourquoi un examen vétérinaire est indispensable en cas de problèmes respiratoires.

La fonction principale des poumons est l'échange gazeux dans les <u>alvéoles</u> (sacs aériens), où l'oxygène est absorbé dans le sang et le dioxyde de carbone est éliminé [s20]. Cette fonction est particulièrement cruciale pour la performance sportive. Les entraîneurs doivent donc toujours envisager d'éventuels problèmes respiratoires en cas de baisse de performance de leurs chevaux. Les maladies respiratoires peuvent se

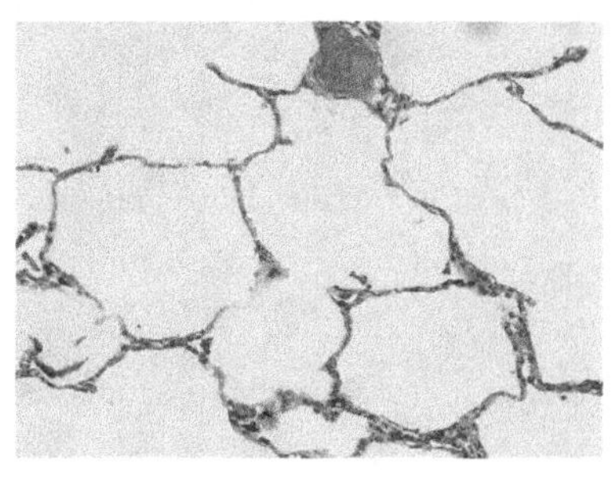

alvéoles [i7]

manifester par divers symptômes : bruits respiratoires, faiblesse de performance, écoulement nasal, halitose, gonflements au visage ou au cou, perte d'appétit, température corporelle élevée et fréquence respiratoire accrue sont des signaux d'alerte importants [s22]. En cas de tels signes, un vétérinaire doit être consulté immédiatement, qui peut utiliser diverses méthodes diagnostiques telles que la radiographie numérique, l'échographie ou l'endoscopie [s22]. Les maladies peuvent être d'origine infectieuse (virale ou bactérienne) ou non infectieuse [s23]. Des mesures préventives telles que des vaccinations régulières, une hygiène optimale des écuries et une ventilation adéquate sont donc d'une grande importance. Les propriétaires doivent également veiller à un lit de paille sans poussière et à un foin de haute qualité et pauvre en poussière. Les muscles respiratoires, composés du diaphragme et des muscles intercostaux, sont contrôlés par le système nerveux autonome [s20]. Une fréquence respiratoire saine au repos se situe entre 8 et 16 respirations par minute chez les chevaux adultes. Les propriétaires de chevaux doivent régulièrement vérifier cette fréquence, car des écarts peuvent être des signes précoces de problèmes de santé.

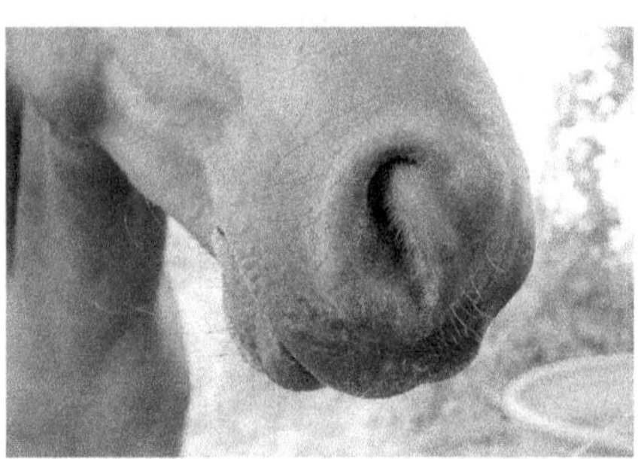

Naseaux [i8]

Glossaire

Alvéole

De minuscules sacs aériens en forme de raisin avec une surface
totale d'environ 2500 mètres carrés chez le cheval adulte

Nasopharynx

Un espace de connexion important entre le nez et la gorge, mesurant
environ 15 cm chez le cheval et possédant un revêtement muqueux
particulier

Trachée

Un conduit respiratoire d'environ 70-80 cm de long chez le cheval
adulte, composé de 50-60 anneaux cartilagineux en forme de fer à
cheval

1. 2. 2. Appareil digestif

'appareil digestif du cheval est un système hautement spécialisé, parfaitement adapté à la digestion des aliments d'origine végétale. En tant qu'herbivores et fermentateurs du gros intestin, les chevaux possèdent des particularités anatomiques et physiologiques qui permettent une utilisation efficace des aliments riches en fibres [s25]. La digestion commence déjà dans la bouche, où des lèvres mobiles et puissantes ainsi que des dents spécialisées saisissent et broient la nourriture [s25]. Les propriétaires de chevaux devraient donc faire réaliser des contrôles dentaires réguliers, car des problèmes dentaires peuvent considérablement affecter l'ingestion de nourriture. La nourriture broyée est transportée par l'œsophage vers l'estomac relativement petit, qui ne peut contenir que 8 à 16 litres [s26]. Cette faible capacité nécessite une stratégie d'alimentation adaptée : au lieu de quelques gros repas, plusieurs petites portions devraient être offertes tout au long de la journée pour prévenir les

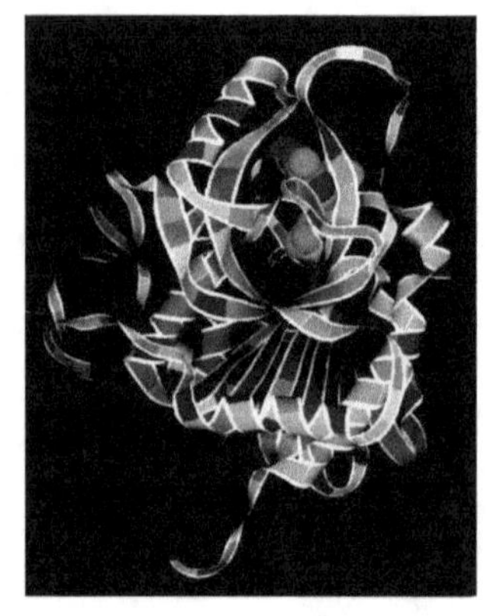

Enzyme [i9]

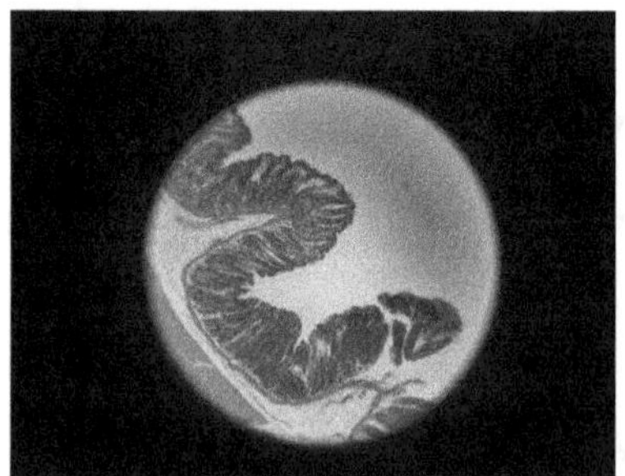

gros intestin [i10]

troubles digestifs [s27]. Dans l'estomac, la digestion enzymatique commence, soutenue par des structures spéciales telles que <u>les glandes muqueuses sous-muqueuses</u> le long de la grande courbure [s28]. L'intestin grêle, composé du <u>duodénum</u>, du <u>jejunum</u> et de l'<u>iléon</u>, est le principal site d'absorption des nutriments [s27]. Le duodénum est fixé sur le côté droit du corps par un court <u>mésentère</u>, ce qui le protège des déplacements - une adaptation anatomique importante [s26]. Particulièrement remarquable est l'importance du gros intestin pour la digestion. Le cæcum, avec une capacité d'environ 30 litres, fonctionne comme un grand réservoir de fermentation [s26]. C'est ici que se déroule la digestion microbienne, où une communauté complexe de bactéries et de champignons décompose les fibres végétales [s29]. Ces micro-organismes produisent des vitamines B essentielles et des acides gras volatils, qui couvrent 60 à 70 % des besoins énergétiques quotidiens du cheval [s29]. Pour soutenir cette fonction importante, les propriétaires de chevaux doivent veiller à une fourniture adéquate de fourrage et effectuer des changements alimentaires lentement. Le côlon, avec ses différentes sections - côlon ventral droit et gauche ainsi que côlon dorsal - est un système complexe dans lequel le bol alimentaire est fermenté pendant 36 à 48 heures [s29]. La diversité fongique est particulièrement marquée dans le gros intestin, où les champignons anaérobies jouent un rôle clé dans la dégradation de la cellulose [s30]. Ces micro-organismes possèdent des enzymes spécifiques (endoglucanases, exoglucanases et β-glucosidases) qui travaillent de manière synergique pour décomposer les parois cellulaires végétales [s29]. En raison de cette anatomie complexe, divers troubles digestifs peuvent survenir. Le passage entre le côlon ventral gauche et le pelvis est particulièrement vulnérable, où des obstructions peuvent souvent se former [s26]. Les propriétaires de chevaux doivent donc être attentifs aux signes tels qu'une ingestion réduite de nourriture, des changements dans les selles ou des symptômes de coliques et, en cas de doute, consulter un vétérinaire. L'alimentation a une influence significative sur la composition du microbiote intestinal et donc sur l'efficacité de la digestion [s29]. Un régime riche en fibres favorise la capacité fibrolytique de l'intestin. Étant donné que l'estomac du cheval est petit et limite l'ingestion de nourriture, il peut être nécessaire de fournir des aliments concentrés en cas de besoin énergétique élevé [s27]. Cela doit cependant toujours être fait en petites portions et en tenant compte de temps de mastication suffisants.

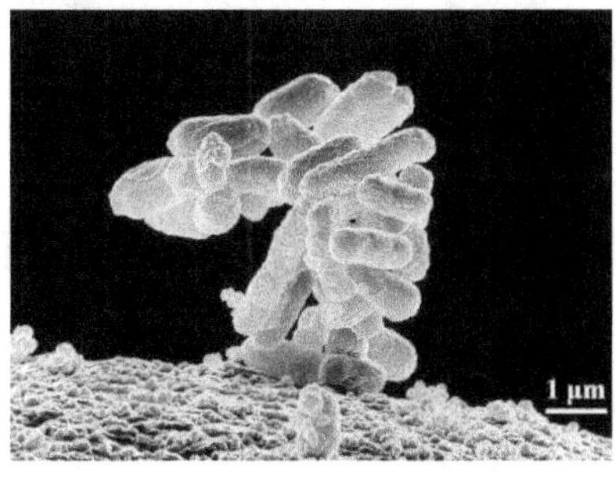

Micro-organismes [i11]

Duodénum

La première section de l'intestin grêle, également appelée duodénum, qui reçoit des enzymes digestives importantes du pancréas et de la bile du foie

Iléon

La dernière section de l'intestin grêle, également appelée iléon, qui est particulièrement importante pour l'absorption de la vitamine B12 et des acides biliaires

Jejunum

La section intermédiaire de l'intestin grêle, également appelée jéjunum, qui se caractérise par un grand nombre de villosités intestinales pour l'absorption des nutriments

glandes muqueuses sous-muqueuses

Des glandes spéciales sous la muqueuse gastrique qui produisent un mucus protecteur et du bicarbonate pour protéger la paroi de l'estomac contre l'acide gastrique

Mésentère

Une structure tissulaire en tissu conjonctif qui suspend les organes dans la cavité abdominale et les approvisionne en vaisseaux sanguins et en nerfs

1. 2. 3. Système cardiovasculaire

e système cardiovasculaire du cheval est un exemple impressionnant d'adaptation évolutive à des performances athlétiques élevées. Avec un cœur environ 13 fois plus grand que celui d'un adulte humain [s31], le cheval possède une capacité cardiovasculaire exceptionnelle. Cette particularité anatomique permet aux chevaux de passer rapidement de phases de repos à des situations de charge intense. Lors de l'entraînement, l'incroyable capacité d'adaptation du système cardiovasculaire équin se manifeste particulièrement. L'absorption d'oxygène peut augmenter jusqu'à 35 fois lors d'un effort submaximal [s32]. La fréquence cardiaque augmente proportionnellement à la charge de travail, sans qu'il y ait de diminution du volume d'éjection - une performance remarquable, sachant que la fréquence cardiaque peut atteindre six à sept fois la valeur au repos lors d'un effort intense [s32]. Différents mécanismes physiologiques soutiennent cette performance : la contraction de la rate libère des globules rouges supplémentaires, le retour veineux est augmenté, et la capacité de contraction du muscle cardiaque s'accroît [s32]. Un entraîneur expérimenté exploitera ces mécanismes d'adaptation naturels grâce à un entraînement de conditionnement systématique. L'augmentation de la charge doit se faire progressivement, afin de donner au système cardiovasculaire le temps de s'adapter. Il est intéressant de noter que le système cardiovasculaire équin est relativement peu touché par des maladies par rapport à d'autres systèmes organiques [s33]. Cependant, des souffles cardiaques et des arythmies peuvent survenir chez les chevaux de selle [s34]. Il est important pour les propriétaires et les entraîneurs de savoir que tous les souffles cardiaques ne sont pas pathologiques - la distinction entre les bruits physiologiques et pathologiques nécessite cependant une expertise vétérinaire spécialisée. La cardiologie équine moderne dispose d'un large éventail de possibilités diagnostiques. Les cardiologues vétérinaires utilisent différentes méthodes d'examen, y compris <u>échocardiographie</u>, <u>électrocardiographie</u>, mesure de la pression artérielle et <u>monitoring Holter</u> [s35]. En cas de baisse de performance ou de changements de comportement notables, les propriétaires ne devraient pas hésiter à faire réaliser un examen cardiologique. Un entraînement régulier entraîne des adaptations positives du système cardiovasculaire. Après un programme d'entraînement systématique, les chevaux peuvent fournir des performances de travail plus élevées à une fréquence cardiaque submaximale identique [s32]. Cela est notamment dû à une <u>capillarisation</u> améliorée des muscles et à une diffusion d'oxygène plus efficace. Les entraîneurs devraient donc veiller à un entraînement de conditionnement équilibré et utiliser la fréquence cardiaque comme un paramètre important pour le contrôle de la charge. La surveillance de la santé cardiaque devrait faire partie de la gestion de la santé de routine. La détection précoce et le traitement approprié des maladies cardiaques peuvent améliorer considérablement la qualité de vie et l'espérance de vie du cheval [s35]. Les propriétaires devraient intégrer des contrôles cardiologiques réguliers dans leur prévention de la santé, en particulier pour les chevaux âgés ou les chevaux de sport en entraînement intensif. Une attention particulière devrait être accordée à la prévention. Cela inclut une alimentation équilibrée, un exercice régulier mais non excessif, et l'évitement du stress excessif. Lors du travail avec le cheval, des phases de réchauffement et de refroidissement adéquates doivent être respectées pour adapter le système cardiovasculaire à la charge de manière douce et lui permettre de revenir au repos par la suite.

Glossaire

Capillarisation

La formation de petits vaisseaux sanguins dans les tissus, permettant l'échange d'oxygène et de nutriments entre le sang et les cellules

Échocardiographie

Une méthode d'imagerie par ultrasons pour examiner le cœur, permettant de visualiser les structures cardiaques, la fonction des valves et le flux sanguin en temps réel

Électrocardiographie

Une méthode d'enregistrement de l'activité électrique du cœur, capable de détecter des troubles du rythme et des maladies du muscle cardiaque

Monitoring Holter

Un enregistrement ECG portable à long terme sur 24 heures ou plus, capturant les troubles du rythme cardiaque pendant les activités quotidiennes normales du cheval

1. 2. 4. Système nerveux

e système nerveux du cheval est un système de contrôle hautement complexe qui coordonne et régule toutes les fonctions corporelles. En tant que l'un des systèmes organiques primaires, il est particulièrement souvent affecté par des maladies, aux côtés de l'appareil locomoteur et du système digestif [s36].

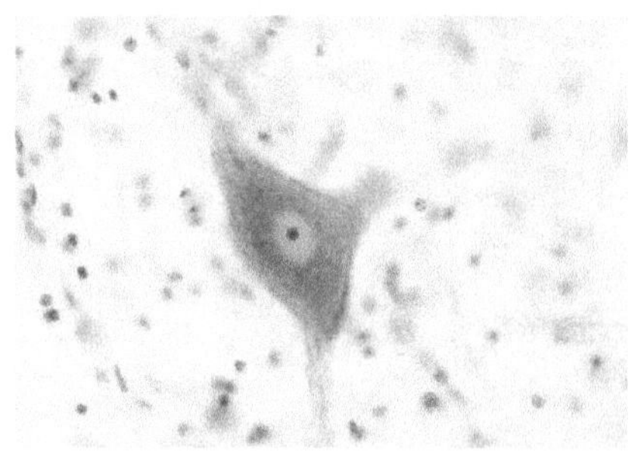

Système nerveux [i12]

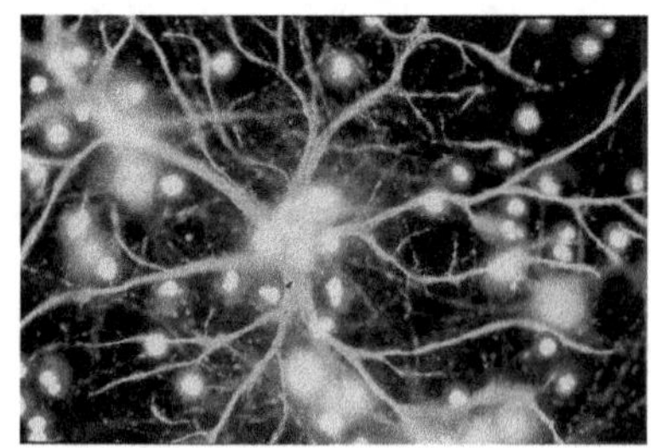

Astrocytes [i13]

Un rôle central est joué par la barrière hémato-encéphalique, qui garantit l'échange contrôlé de substances entre le sang et le cerveau. Celle-ci est formée par des cellules endothéliales spéciales, qui empêchent le passage incontrôlé de substances grâce à des connexions particulièrement denses [s37]. Les propriétaires de chevaux doivent savoir que cette barrière, bien qu'essentielle à la vie, peut également représenter un défi lors de l'administration de médicaments, car

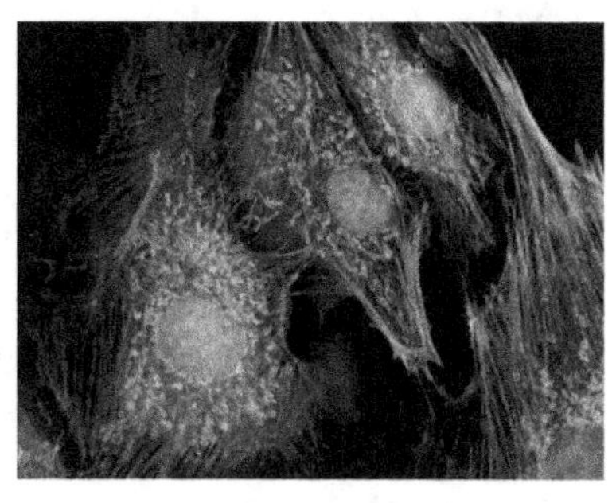

cellules endothéliales [i14]

tous les principes actifs ne peuvent pas traverser cette barrière. Le système nerveux se divise en système nerveux central (cerveau et moelle épinière) et système nerveux périphérique avec ses douze paires de nerfs crâniens [s38]. Cette structure complexe permet le contrôle précis de toutes les fonctions corporelles - de la coordination des mouvements à la perception de la douleur. Lors du travail quotidien avec les chevaux, il est important de prêter attention aux signes de troubles neurologiques : des difficultés de coordination, des réactions modifiées aux stimuli environnementaux ou des changements de comportement inhabituels peuvent être des signaux d'alerte. Particulièrement intéressant est le rôle du système nerveux dans le traitement de la douleur. Grâce à une stimulation ciblée des nerfs et des impulsions nerveuses, un soulagement de la douleur peut être obtenu [s39]. Cela est notamment exploité en physiothérapie, où des forces contrôlées sont utilisées pour provoquer des réactions thérapeutiques par des modifications de la structure articulaire et de la fonction musculaire. Les astrocytes et les péricytes jouent un rôle important dans le maintien de l'unité neurovasculaire [s37]. Ils soutiennent la barrière hémato-encéphalique dans la régulation de l'homéostasie ionique et de l'approvisionnement en nutriments du cerveau. Pour les propriétaires de chevaux, il est important de comprendre que des perturbations de cet équilibre délicat peuvent entraîner des symptômes neurologiques. Lors de l'évaluation de la santé des chevaux, la composante neurologique doit toujours être prise en compte. Des contrôles réguliers par le vétérinaire peuvent aider à détecter précocement des problèmes neurologiques. Une attention particulière doit être portée à la coordination, à l'équilibre et à la réactivité du cheval. La relation étroite entre la structure de la colonne vertébrale et la fonction neurologique [s39] souligne l'importance d'une bonne santé du dos pour l'ensemble du système nerveux. Les propriétaires de chevaux doivent donc veiller à un ajustement correct de la selle et à un entraînement équilibré pour éviter les surcharges de la colonne vertébrale. Des mesures préventives telles que l'exercice régulier, une alimentation équilibrée et l'évitement du stress excessif peuvent contribuer à maintenir la santé du système nerveux. Lors de la formation et de l'entraînement, il convient de veiller à une augmentation progressive des exigences afin de ne pas surcharger le système nerveux.

Glossaire

Astrocyte

Cellules en forme d'étoile dans le cerveau et la moelle épinière, qui agissent comme cellules de soutien et participent au transport de substances ainsi qu'à la transmission des signaux

Cellule endothéliale

Cellules spéciales qui tapissent la couche la plus interne des vaisseaux sanguins et laissent passer sélectivement des substances

Homéostasie ionique

Maintien d'un rapport équilibré de particules chargées électriquement (ions) dans le corps

Péricyte

Petites cellules qui entourent les vaisseaux sanguins dans le cerveau et régulent leur perméabilité

1. 2. 5. Système hormonal

e système hormonal du cheval est un réseau fascinant de glandes endocrines qui communiquent entre elles par des signaux hormonaux dans le sang et régulent des fonctions corporelles vitales [s40]. La hypophyse agit comme l'organe de contrôle central, régulant de nombreuses fonctions métaboliques et reproductives [s41]. Une importance particulière revient à l'axe hypothalamus-hypophyse-surrénales (HPA) et à l'axe thyroïdien (HPT). Ces systèmes jouent un rôle crucial dans les réactions au stress et la régulation hormonale [s42]. Pour les propriétaires de chevaux, il est essentiel de comprendre que le stress chronique peut déséquilibrer ces systèmes. Par conséquent, ils doivent veiller à un environnement peu stressant et à une routine quotidienne régulière. Avec l'âge, diverses perturbations endocriniennes peuvent survenir. Une maladie courante est la dysfonction de l'hypophyse, qui touche typiquement les chevaux plus âgés [s40]. Les symptômes sont variés et peuvent se manifester par un pelage altéré, des infections chroniques, une transpiration accrue ainsi qu'une soif et une production d'urine augmentées. Les propriétaires de chevaux attentifs devraient consulter un vétérinaire en cas de ces signes. Un autre tableau clinique significatif est le syndrome métabolique équin, qui présente des similitudes avec le syndrome métabolique chez l'homme [s43]. Il survient fréquemment chez les chevaux d'âge moyen et se caractérise par une résistance à l'insuline et une augmentation de la graisse corporelle. Le risque accru de fourbure est particulièrement dangereux. Préventivement, les propriétaires devraient veiller à une alimentation équilibrée et à un exercice régulier. Le diagnostic des troubles endocriniens se fait par divers tests hormonaux, en gardant à l'esprit qu'ils ne sont pas toujours précis à cent pour cent [s40]. En cas de suspicion de dysfonction de l'hypophyse, le niveau de ACTH est souvent mesuré [s41]. Le traitement dépend du trouble spécifique - tandis que la dysfonction hypophysaire est généralement traitée par des agonistes des récepteurs de la dopamine, le syndrome métabolique se concentre sur l'ajustement de l'alimentation et de l'exercice [s43]. Il est intéressant de noter que certaines races de chevaux montrent une prédisposition génétique aux troubles endocriniens [s43]. Les propriétaires de ces races devraient être particulièrement attentifs aux premiers signes et, si nécessaire, prendre des mesures préventives tôt. Le système hormonal joue également un rôle central dans la régulation du métabolisme, de la croissance et de la digestion [s44]. Pour un fonctionnement optimal, une alimentation équilibrée est essentielle. Les propriétaires de chevaux doivent veiller à une alimentation adaptée aux besoins et éviter l'obésité, car cela augmente le risque de troubles hormonaux. Un aspect important de la régulation hormonale est les <u>urocortines</u> (Ucns), qui appartiennent à la famille des hormones libérant la corticotropine [s42]. Elles sont détectables dans diverses glandes endocrines et influencent divers processus physiologiques par des voies de signalisation complexes. Ces connaissances aident à comprendre les troubles hormonaux et leur traitement.

Glossaire

ACTH

Hormone adrénocorticotrope - une hormone produite par l'hypophyse qui stimule la production d'hormones de stress dans les glandes surrénales.

Agoniste des récepteurs de la dopamine

Médicaments qui imitent l'effet du neurotransmetteur dopamine et peuvent ainsi réguler certaines sécrétions hormonales.

Hypophyse

Une glande hormonale de la taille d'une noisette située à la base du cerveau, également appelée glande pituitaire, qui sert de centre de contrôle supérieur pour d'autres glandes hormonales.

Urocortin

Un groupe de substances messagères qui jouent un rôle important dans l'adaptation au stress et la régulation de l'énergie, travaillant en étroite collaboration avec le système immunitaire.

Résumé - 1. 2. Systèmes organiques

- Les chevaux sont des respirateurs obligatoires par le nez, car le chemin entre la bouche et les poumons est anatomiquement bloqué.
- La cavité nasale réchauffe, humidifie et filtre l'air respiré grâce à une muqueuse fortement vascularisée.
- La trachée peut avoir tendance à s'effondrer lors d'une inspiration forcée.
- La fréquence respiratoire au repos chez les chevaux adultes est de 8 à 16 respirations par minute.
- L'estomac du cheval ne contient que 8 à 16 litres, ce qui nécessite plusieurs petites portions de nourriture tout au long de la journée.
- Le cæcum a une capacité d'environ 30 litres et fonctionne comme un réservoir de fermentation.
- Les acides gras volatils issus de la digestion microbienne couvrent 60 à 70 % des besoins énergétiques quotidiens.
- Le bol alimentaire est fermenté dans le gros intestin pendant 36 à 48 heures.
- Le cœur du cheval est environ 13 fois plus grand que celui d'un adulte humain.
- L'absorption d'oxygène peut augmenter jusqu'à 35 fois lors d'un effort submaximal.
- La contraction de la rate libère des globules rouges supplémentaires lors de l'effort.
- Les astrocytes et les péricytes soutiennent la barrière hémato-encéphalique dans la régulation de l'homéostasie ionique.
- L'hypophyse agit comme l'organe central de régulation du système hormonal.
- Les urocortines influencent divers processus physiologiques par le biais de voies de signalisation complexes.
- Certaines races de chevaux présentent des prédispositions génétiques aux troubles endocriniens.

1. 3. Processus métaboliques

omment fonctionne le métabolisme complexe d'un cheval et quels facteurs influencent les différents processus métaboliques ? Que se passe-t-il dans le corps d'un cheval lorsqu'il passe de phases de repos à des performances maximales soudaines ? Ces questions préoccupent non seulement les scientifiques, mais revêtent également une grande importance pratique pour les propriétaires de chevaux. Le métabolisme d'un cheval comprend une interaction fascinante entre différents systèmes - de l'équilibre énergétique au métabolisme minéral, en passant par l'apport en vitamines et la régulation de l'eau. Chacun de ces domaines suit ses propres lois tout en étant étroitement lié aux autres. Des perturbations dans un domaine peuvent avoir des conséquences considérables pour l'ensemble de l'organisme. Comprendre ces processus métaboliques fondamentaux permet de nourrir les chevaux de manière appropriée et de prévenir les problèmes de santé. Les sections suivantes éclairent les différents aspects du métabolisme et montrent comment ce savoir peut être appliqué dans la pratique quotidienne de l'élevage équin.

„La flexibilité métabolique des chevaux décrit leur capacité à passer d'une source d'énergie à une autre, comme le glucose et les acides gras - une adaptation évolutive importante qui leur permet, en tant qu'animaux proies, de passer rapidement entre des phases de repos et de haute performance.“

1. 3. 1. Équilibre énergétique

'équilibre énergétique d'un cheval est un système complexe qui détermine de manière significative la santé et la performance de l'animal. La flexibilité métabolique joue un rôle central - elle décrit la capacité du corps à passer d'une source d'énergie à une autre, comme le glucose et les acides gras [s45]. Cette capacité d'adaptation est particulièrement importante, car les chevaux, en tant qu'animaux de fuite, sont évolutivement conçus pour passer rapidement entre des phases de repos et de haute performance. Une enzyme clé dans le métabolisme énergétique est la <u>pyruvate déshydrogénase</u> (PDC), qui régule la conversion du pyruvate en acétyl-CoA et relie ainsi le métabolisme des graisses et des sucres [s45]. Chez les chevaux bien nourris et en bonne santé, cette enzyme fonctionne avec une grande activité. Cependant, lorsque l'énergie ingérée est réduite, son activité diminue pour permettre la synthèse du glucose - un mécanisme d'adaptation important pour maintenir un niveau de sucre dans le sang stable. Les micro-organismes dans l'estomac du cheval jouent également un rôle important dans le métabolisme énergétique [s46]. Ils aident à décomposer les nutriments et contribuent à la production d'énergie. Fait intéressant, différentes races de chevaux montrent des différences dans leurs voies métaboliques, ce qui doit être pris en compte lors de l'alimentation. L'exercice a un impact significatif sur l'équilibre énergétique. Pendant l'activité physique, une quantité accrue de <u>N-lactoyl-phenylalanine</u> (Lac-Phe) est produite [s47], une molécule de signalisation qui régule l'apport alimentaire et lutte contre le surpoids. Cela explique pourquoi l'exercice régulier non seulement augmente la dépense énergétique, mais influence également positivement le comportement alimentaire. Pour la pratique, cela signifie : 1. L'alimentation doit être adaptée à la situation individuelle du cheval. Un cheval de compétition a des besoins énergétiques différents de ceux d'un cheval de loisir [s48]. En règle générale, plus les exigences de performance sont élevées, plus la ration doit être riche en énergie. 2. Un exercice régulier est essentiel pour un métabolisme énergétique sain. Les séances d'entraînement doivent être progressivement augmentées pour donner au métabolisme le temps de s'adapter [s49]. 3. Lors de la conception de la ration, la <u>flexibilité métabolique</u> doit être prise en compte. Un mélange équilibré de glucides et de graisses est important, avec du fourrage grossier comme base [s50]. Les troubles métaboliques tels que la résistance à l'insuline peuvent entraîner une inflexibilité métabolique [s45]. Dans de tels cas, l'activité de la PDC est souvent perturbée, ce qui entraîne des problèmes d'utilisation de l'énergie. Des stratégies alimentaires spécifiques sont nécessaires pour maintenir le niveau de sucre dans le sang aussi stable que possible. La <u>régulation neuroendocrine</u> joue un rôle important dans le contrôle de l'équilibre énergétique [s50]. Des hormones comme l'insuline et le glucagon coordonnent le stockage et la libération d'énergie. Un déséquilibre hormonal peut entraîner des problèmes métaboliques.

Pour une gestion optimale de l'énergie, il est recommandé de :
- Contrôler régulièrement le poids corporel
- Adapter la ration alimentaire à la performance et à l'état de santé
- Assurer suffisamment d'exercice dans toutes les allures
- Éviter les longues pauses alimentaires
- Pour les chevaux de performance : compléter avec des aliments énergétiques spécifiques

La surveillance de l'équilibre énergétique est particulièrement importante chez :
- Les juments gestantes
- Les poulains en croissance
- Les chevaux de sport en entraînement intensif
- Les chevaux âgés
- Les chevaux atteints de maladies métaboliques

Un équilibre énergétique sain est la base de la performance et du bien-être du cheval. L'interaction entre l'alimentation, l'exercice et la situation métabolique individuelle doit toujours être prise en compte.

flexibilité métabolique

Une capacité d'adaptation évolutive du métabolisme qui permet aux organismes d'utiliser efficacement différentes sources d'énergie selon leur disponibilité.

N-lactoyl-phenylalanine

Un messager produit pendant l'activité physique à partir de l'acide aminé phénylalanine et de l'acide lactique. Joue un rôle important dans la régulation de l'appétit après le sport.

Pyruvate déshydrogénase

Un complexe enzymatique composé de plusieurs sous-unités, localisé dans les mitochondries des cellules. Les perturbations de cette enzyme peuvent entraîner de graves maladies métaboliques.

régulation neuroendocrine

Une interaction complexe entre le système nerveux et hormonal pour le contrôle des fonctions corporelles. Se fait par le biais de cellules spécialisées qui agissent à la fois comme cellules nerveuses et comme cellules productrices d'hormones.

1. 3. 2. Métabolisme minéral

e métabolisme minéral chez le cheval est un système complexe, responsable de nombreuses fonctions vitales dans le corps. Bien que les minéraux ne constituent qu'une petite partie de l'alimentation, ils participent à presque tous les processus physiologiques et sont des composants indispensables des acides aminés, des hormones et des vitamines [s51]. L'interaction entre le calcium et le phosphore est particulièrement importante. Le calcium, dont 99 % se trouve dans le squelette [s52], doit être ingéré dans un rapport d'environ 1,5:1 par rapport au phosphore [s53]. Un exemple pratique illustre cette importance : un cheval de 500 kg a besoin d'environ 30 g de calcium et de 20 g de phosphore par jour. Alors que les besoins en calcium peuvent généralement être couverts par du foin de haute qualité, un complément minéral ciblé est souvent nécessaire en cas d'utilisation intensive ou pendant la croissance. Les <u>électrolytes</u> sodium et potassium jouent un rôle central dans la régulation de l'équilibre hydrique et de la conduction nerveuse [s54]. En cas de transpiration excessive, par exemple après un entraînement intensif ou lors de journées chaudes d'été, les propriétaires de chevaux doivent particulièrement veiller à l'apport en électrolytes. Un conseil pratique : après un effort intense, une pâte ou une solution électrolytique peut être administrée pour compenser les pertes.

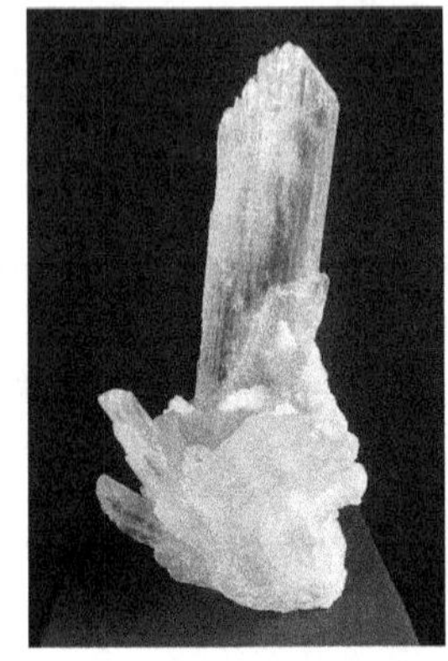

Calcium [i15]

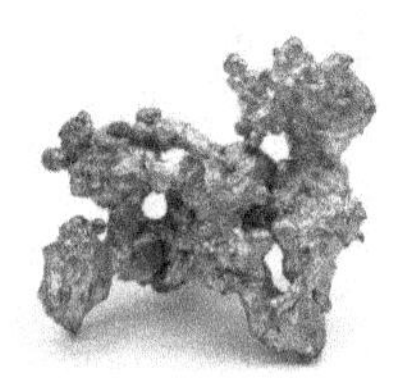

Cuivre [i16]

Les oligo-éléments tels que le zinc, le cuivre, le manganèse et le sélénium sont essentiels à divers processus métaboliques [s55]. Le zinc, par exemple, soutient la qualité des sabots et du pelage, tandis que le cuivre est important pour le système immunitaire [s53]. Une carence se manifeste souvent après des semaines ou des mois, par exemple par des sabots cassants ou un pelage terne. Il est donc recommandé de vérifier régulièrement l'apport en minéraux, en particulier chez :
- Les chevaux de reproduction
- Les chevaux de sport en entraînement
- Les chevaux atteints de maladies métaboliques
- Les chevaux âgés

La biodisponibilité des minéraux joue un rôle décisif. Il est intéressant de noter que la luzerne présente d'excellentes propriétés de biosorption pour divers minéraux [s51]. Cela en fait un composant précieux dans l'alimentation des chevaux, en particulier pour ceux ayant des besoins minéraux accrus. L'iode est un autre oligo-élément important, nécessaire à la production des hormones thyroïdiennes T3 et T4 [s53]. Celles-ci régulent le taux métabolique de l'ensemble de l'organisme. Un conseil pratique : dans les zones pauvres en iode, il convient de veiller à un apport suffisant.

Pour un apport minéral optimal, il est recommandé de :
- Analyser régulièrement le fourrage de base utilisé
- Adapter les compléments minéraux aux besoins individuels
- Tenir compte des conditions régionales (par exemple, des sols pauvres en sélénium)
- Prendre en compte les interactions entre différents minéraux

La vitamine D joue un rôle particulier dans le métabolisme minéral, car elle régule l'absorption du calcium et du phosphore dans l'intestin et leur incorporation dans le squelette [s52]. Un ensoleillement suffisant est important pour l'activation de la vitamine. Un conseil pratique : les chevaux devraient avoir accès à des espaces extérieurs chaque jour, idéalement même par temps nuageux. Le cobalt est un autre oligo-élément essentiel, nécessaire à la formation de la vitamine B12 par la flore intestinale [s53]. Cela souligne l'importance d'une flore intestinale saine pour l'ensemble du métabolisme minéral.

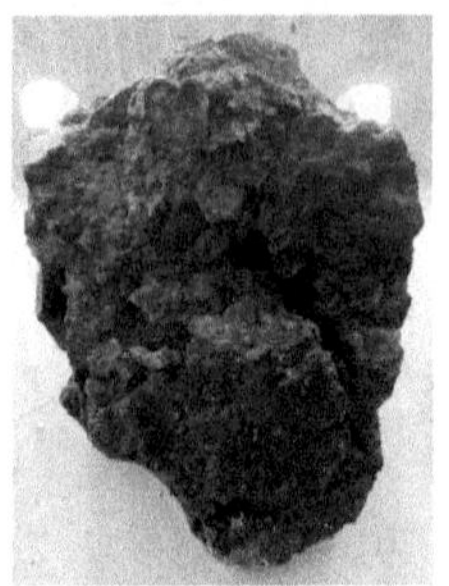

Manganèse [i17]

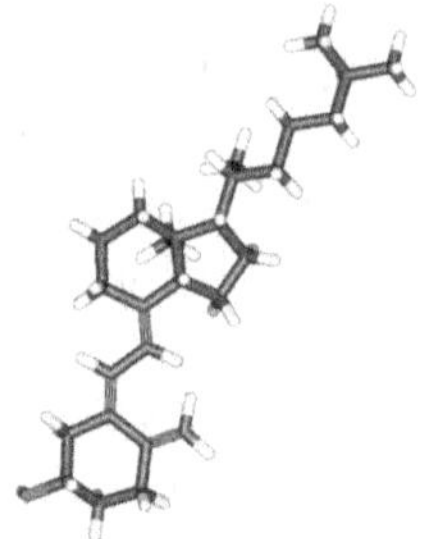

Vitamine D [i18]

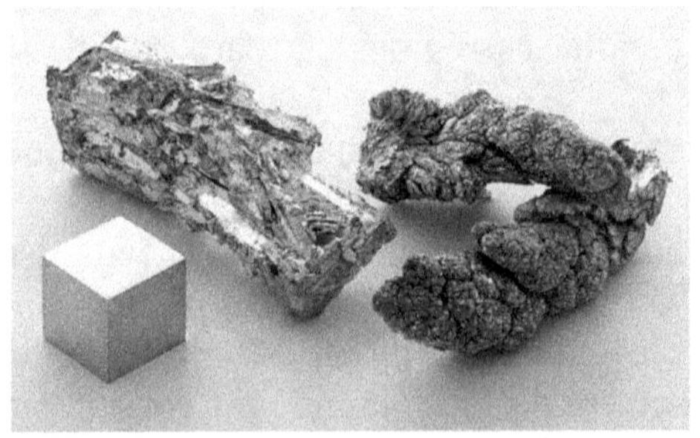

Zinc [i19]

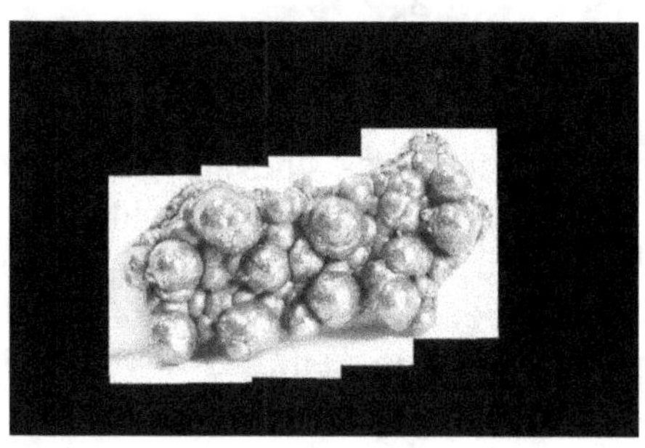

Kobalt [i20]

Glossaire

Électrolyte

Des composés minéraux qui se dissocient en particules chargées électriquement dans l'eau. Ils sont essentiels pour la contraction musculaire et la distribution de l'eau dans le corps du cheval.

Biosorption

Un processus naturel par lequel certains matériaux ou organismes peuvent absorber et lier des substances de leur environnement. Pour les plantes, cela désigne la capacité à absorber efficacement les nutriments du sol.

1. 3. 3. Besoins en vitamines

es besoins en vitamines des chevaux sont étroitement liés à leur santé et à leurs performances. En particulier, la vitamine E joue un rôle central en tant que nutriment essentiel pour la fonction neuromusculaire [s56]. En tant qu'antioxydant principal, elle prévient la lipidopéroxydation et stabilise les membranes plasmatiques [s57]. La dose quotidienne recommandée est de 1 à 2 unités internationales par kilogramme de poids corporel, avec un besoin de maintien de 50 UI/kg de matière sèche et un besoin de croissance de 80 UI/kg [s57]. Le fourrage frais est la meilleure source naturelle de vitamine E, mais sa teneur diminue considérablement lors du processus de séchage en foin [s56]. Les propriétaires de chevaux doivent donc veiller à une supplémentation adéquate, en particulier en cas d'élevage en écurie. Un conseil pratique : avant de commencer une supplémentation, un examen sanguin est recommandé, car certains chevaux peuvent avoir des besoins accrus en raison de variations génétiques [s56].

L'absorption de la vitamine E se fait passivement à travers les cellules intestinales et dépend d'une consommation suffisante de graisses [s57]. Le foie joue un rôle clé - la protéine de transfert de l'α-tocophérol lie sélectivement le RRR-α-tocophérol et l'emballe dans des lipoprotéines pour le transport dans le corps [s57]. La vitamine K est essentielle pour la coagulation sanguine, la santé vasculaire et le métabolisme osseux [s58]. Fait intéressant, un déficit primaire en vitamine K n'a jamais été observé chez les chevaux, car l'apport par les aliments et la production par les bactéries intestinales sont généralement suffisants. Cependant, une supplémentation pourrait être judicieuse en cas d'élevage exclusivement en écurie sans accès à du fourrage frais [s58]. Les besoins en vitamine A sont étroitement liés au métabolisme, à la vision, à la fertilité et au système immunitaire [s59]. Elle soutient l'adaptabilité du corps aux stress physiques - particulièrement importante pour les chevaux de sport. Un conseil pratique pour les cavaliers de compétition : après un entraînement intensif, il convient de prêter une attention particulière à l'apport en vitamine E, car elle favorise la récupération [s59]. Les vitamines B jouent un rôle central dans le métabolisme énergétique et la fonction nerveuse [s59]. La thiamine, la riboflavine, le niacine, l'acide pantothénique, la pyridoxine, la biotine, l'acide folique et la cyanocobalamine forment un réseau complexe. La vitamine C, en tant qu'antioxydant important, soutient le système immunitaire et participe à la formation de tissus conjonctifs sains [s59]. Une attention particulière doit être accordée à l'apport en vitamine E durant la première année de vie, car une carence est associée au développement de <u>dystrophie neuroaxonale</u> et de <u>myéloencéphalopathie</u> dégénérative [s60]. Chez les animaux touchés, un taux métabolique accru de <u>α-tocophérol</u> a été observé, soulignant la nécessité d'une supplémentation à forte dose chez les animaux génétiquement prédisposés [s60].

Pour la pratique, les recommandations suivantes s'appliquent :
- Pâturage régulier pour un apport naturel en vitamines
- Supplémentation en cas d'élevage en écurie ou de besoins accrus
- Contrôle des valeurs sanguines avant le début d'une supplémentation
- Attention particulière à l'apport en vitamines chez :

* Les jeunes chevaux en croissance
* Les chevaux de sport en entraînement intensif
* Les juments reproductrices
* Les chevaux sans accès au pâturage

Une carence en vitamine E peut se manifester par diverses maladies neuromusculaires [s56]. Les facteurs de risque incluent l'absence d'accès au pâturage, un apport diététique insuffisant ou un excès de cuivre dans l'alimentation [s61].

α-tocophérol [i21]

Glossaire

Dystrophie neuroaxonale
Une maladie héréditaire du système nerveux chez les chevaux,
entraînant des troubles du mouvement et des problèmes de
coordination

Lipidopéroxydation
Un processus chimique nuisible où des radicaux libres peuvent
attaquer et détruire les acides gras dans les membranes cellulaires

Myéloencéphalopathie
Une maladie affectant à la fois la moelle épinière et le cerveau,
pouvant entraîner des défaillances neurologiques

α-Tocophérol
La forme biologiquement active de la vitamine E, particulièrement
bien absorbée et utilisée par le corps

1. 3. 4. Équilibre hydrique

'équilibre hydrique chez le cheval est un système finement régulé, responsable de nombreuses fonctions vitales dans le corps. Un cheval adulte pesant 500 kg est composé d'environ 65 % d'eau, ce qui correspond à un volume total d'eau d'environ 325 litres [s62]. Cette quantité impressionnante souligne l'importance centrale de l'équilibre hydrique pour la santé du cheval. Dans des conditions normales, un cheval de 500 kg a besoin d'environ 27 à 30 litres d'eau par jour, dont environ 85 % sont absorbés par la consommation directe [s62]. Le reste est fourni par la nourriture et l'eau métabolique. Un conseil pratique pour les propriétaires de chevaux : la consommation quotidienne d'eau doit être surveillée, car des changements soudains dans le comportement de boisson peuvent indiquer des problèmes de santé. Particulièrement pendant l'effort physique ou par temps chaud, les besoins en eau augmentent considérablement. Les chevaux peuvent perdre des quantités étonnantes de liquide pendant l'entraînement - dans des conditions modérées, 5 à 7 litres par heure, et lors d'un effort extrême, jusqu'à 10 à 12 litres [s62]. Cela souligne pourquoi l'approvisionnement en eau est particulièrement important lors d'activités sportives. Un aspect fascinant de la physiologie équine est la capacité à compenser partiellement les pertes d'eau par des réserves liquides provenant du tractus gastro-intestinal [s62]. Cette adaptation évolutive permet aux chevaux de supporter des phases de charge prolongées. Néanmoins, les propriétaires de chevaux doivent rester vigilants : une déshydratation cliniquement pertinente se produit déjà lorsqu'un cheval perd 3 % ou plus de sa masse corporelle par perte de liquide [s63]. La production de sueur chez les chevaux est nettement plus élevée que chez l'homme, ce qui entraîne une perte significative d'électrolytes [s63]. Un conseil pratique pour les cavaliers de compétition : après un entraînement intensif, il est important de fournir non seulement de l'eau, mais aussi un complément électrolytique équilibré. L'administration d'eau seule sans électrolytes peut même aggraver la déshydratation [s64].

Les recommandations pratiques suivantes en découlent :
- Accès constant à de l'eau fraîche et propre
- Contrôle régulier du bon fonctionnement des abreuvoirs
- Offrir de l'eau supplémentaire par temps chaud ou lors d'un travail intense
- Complément électrolytique après une forte sudation
- Observation du comportement de boisson comme indicateur de santé

L'équilibre hydrique est étroitement lié à l'équilibre acido-basique et à la fonction rénale [s65]. Un exercice intense influence la <u>viscosité sanguine</u> et peut entraîner des modifications de la concentration de <u>plasma aldostérone</u>, ce qui influence à son tour l'excrétion rénale de sodium [s65].

Une attention particulière doit être accordée à l'équilibre hydrique chez :
- Les chevaux de sport en entraînement intensif
- Les chevaux par temps chaud
- Les juments gestantes
- Les chevaux âgés
- Les chevaux ayant des problèmes de santé

Un aspect pratique important est la surveillance de l'hydratation. Les signes suivants peuvent indiquer une déshydratation :
- Récupération lente des plis cutanés
- Muqueuses sèches ou collantes
- Yeux enfoncés
- Diminution de la production d'urine
- Urine de couleur foncée

L'approvisionnement en eau doit être particulièrement assuré lors des transports et des compétitions. Un conseil pratique : de nombreux chevaux préfèrent boire dans des récipients familiers ou préfèrent l'eau de chez eux. Il peut donc être judicieux d'emporter de l'eau de chez soi lors des voyages ou d'ajouter un peu de jus de pomme à l'eau étrangère pour augmenter son acceptation.

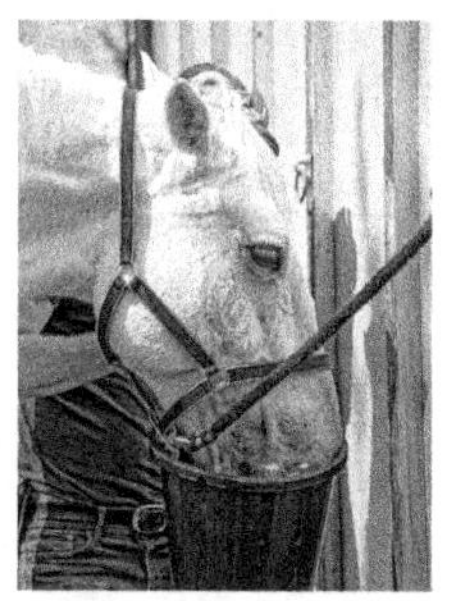

Équilibre hydrique [i22]

Glossaire

Plasma aldostérone

Une hormone produite par le cortex surrénalien, qui régule l'équilibre minéral et est particulièrement importante pour le maintien de l'équilibre sodium-potassium dans le corps.

Viscosité sanguine

Décrit la fluidité du sang, déterminée par la proportion de composants solides tels que les globules rouges. Une viscosité accrue peut entraver la circulation sanguine.

Résumé - 1. 3. Processus métaboliques

- La pyruvate déshydrogénase régule la conversion du pyruvate en acétyl-CoA, reliant ainsi le métabolisme des graisses et des sucres.
- Lors d'une activité physique, du N-lactoyl-phénylalanine est produit, ce qui régule l'apport alimentaire.
- Différentes races de chevaux montrent des différences dans leurs voies métaboliques.
- 99 % du calcium dans le corps du cheval se trouve dans le squelette.
- La luzerne présente des propriétés de biosorption particulièrement bonnes pour divers minéraux.
- La teneur en vitamine E dans les fourrages verts diminue considérablement lors du processus de séchage en foin.
- L'absorption de la vitamine E se fait passivement à travers les cellules intestinales et nécessite un apport suffisant en graisses.
- La protéine de transfert de l'α-tocophérol dans le foie lie sélectivement le RRR-α-tocophérol pour le transport.
- Une carence primaire en vitamine K n'a jamais été observée chez les chevaux.
- La carence en vitamine E est associée au développement de la dystrophie neuroaxonal et de la myéloencéphalopathie dégénérative.
- Un cheval pesant 500 kg est composé d'environ 65 % d'eau (325 litres).
- Les chevaux peuvent perdre de 5 à 7 litres de liquide par heure pendant l'entraînement, et jusqu'à 10 à 12 litres en cas de stress extrême.
- Une déshydratation cliniquement pertinente se manifeste déjà par une perte de 3 % de la masse corporelle due à la perte de liquide.
- Un exercice intense influence la viscosité du sang et la concentration de l'aldostérone plasmatique.

Révision - 1. Anatomie et physiologie du cheval

- Le squelette du cheval contient particulièrement beaucoup de collagène pour la stabilité et l'élasticité.
- La structure du collagène dans l'os devient plus lâche et moins structurée avec l'âge.
- Le cartilage articulaire est composé de trois zones avec des fibrilles de collagène orientées différemment.
- Le suspensoir stabilise l'articulation du paturon et empêche une hyperextension excessive.
- Les Standardbreds ont une plus grande proportion de muscles dans le suspensoir que les pur-sang.
- Les maladies musculosquelettiques sont le diagnostic le plus courant en médecine équine.
- Le facteur de transcription Sox9 régule le développement des muscles, des tendons et des os.
- Le sabot non ferré amortit mieux les vibrations que le sabot ferré.
- La barrière hémato-encéphalique est formée par des cellules endothéliales spéciales avec des connexions particulièrement denses.
- Les astrocytes et les péricytes soutiennent la barrière hémato-encéphalique dans la régulation de l'homéostasie ionique.
- L'hypophyse régule de nombreuses fonctions métaboliques et reproductrices.
- Pendant l'entraînement, l'absorption d'oxygène peut augmenter jusqu'à 35 fois.
- La fréquence cardiaque augmente proportionnellement à la charge de travail, sans que le volume d'éjection ne diminue.
- Un cheval de 500 kg est composé d'environ 65 % d'eau (325 litres).
- Les chevaux peuvent perdre 5 à 7 litres de liquide par heure pendant l'entraînement.
- La flexibilité métabolique permet un passage rapide entre différentes sources d'énergie.

- Le Lac-Phe est produit pendant l'activité physique et régule l'apport alimentaire.

- Le calcium et le phosphore doivent être ingérés dans un rapport d'environ 1,5:1.

- La luzerne présente des propriétés de biosorption particulièrement bonnes pour divers minéraux.

- La vitamine E est essentielle pour la fonction neuromusculaire et prévient la peroxydation des lipides.

- Bien que ces bases anatomiques et physiologiques constituent le fondement de la compréhension de la santé équine, les méthodes de guérison naturelles ouvrent des possibilités fascinantes pour soutenir et équilibrer en douceur ces systèmes complexes.

2. Méthodes naturelles de guérison

es méthodes de guérison naturelles fascinent l'humanité depuis des millénaires. Mais quel rôle jouent-elles aujourd'hui dans la médecine équine moderne ? Les méthodes de guérison traditionnelles telles que l'acupuncture, l'ostéopathie ou la phytothérapie peuvent-elles compléter de manière significative la médecine vétérinaire conventionnelle ? L'importance croissante des approches thérapeutiques holistiques soulève des questions essentielles : Comment peut-on prouver scientifiquement l'efficacité des méthodes de médecine naturelle ? Quelles méthodes sont particulièrement adaptées au traitement des chevaux ? Et où se situent les limites de la médecine naturelle ? Ce chapitre examine différentes méthodes de guérison naturelles et leur application en médecine équine. Il présente à la fois des procédures traditionnelles et des développements modernes, tout en les évaluant de manière critique. Une attention particulière est accordée à la mise en œuvre pratique et à l'intégration dans les concepts de traitement existants. L'exploration scientifique croissante des méthodes de guérison naturelles ouvre de nouvelles perspectives pour une médecine équine complémentaire fondée sur des preuves. La combinaison de méthodes de guérison naturelles éprouvées avec la médecine vétérinaire moderne pourrait tracer la voie vers une prise en charge de la santé de nos chevaux plus holistique.

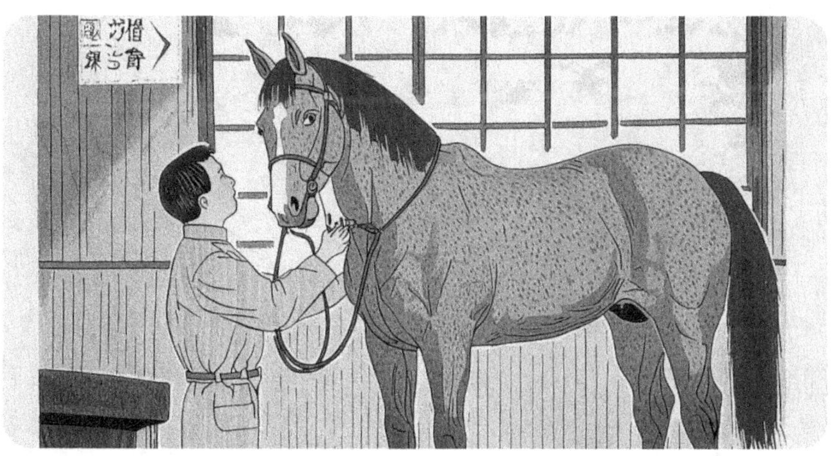

2. 1. Herboristerie

'utilisation des plantes médicinales en médecine équine soulève des questions passionnantes : comment les plantes médicinales traditionnelles peuvent-elles compléter de manière significative la médecine vétérinaire moderne ? Quelles découvertes scientifiques confirment l'efficacité des remèdes à base de plantes pour diverses maladies du cheval ? La phytothérapie allie un savoir-faire séculaire à des résultats de recherche actuels. Il apparaît que de nombreuses plantes médicinales contiennent des substances bioactives qui démontrent des effets thérapeutiques avérés, que ce soit pour les maladies respiratoires, les problèmes digestifs ou pour soutenir le système immunitaire. Dans le traitement des blessures, des principes actifs spécifiques des plantes peuvent également influencer positivement la guérison. L'application ciblée des plantes médicinales nécessite une connaissance approfondie des effets, des dosages et des interactions potentielles. Des études scientifiques récentes fournissent de nouvelles informations sur les mécanismes d'action complexes des ingrédients végétaux et leur potentiel thérapeutique en médecine équine.

„Le thym contient des huiles essentielles aux propriétés mucolytiques et antibactériennes et est utilisé chez les chevaux à raison d'environ 2-3 g d'herbe séchée par 100 kg de poids corporel comme complément alimentaire ou infusion de foin.“

2. 1. 1. Plantes médicinales pour les voies respiratoires

Chez les chevaux, les maladies respiratoires jouent un rôle significatif, car ces animaux, en tant qu'anciens habitants des steppes, réagissent particulièrement aux conditions de vie en écurie et aux influences environnementales qui en découlent [s66]. L'utilisation ciblée de plantes médicinales peut ici avoir un effet bénéfique et améliorer considérablement le bien-être des animaux. Différentes herbes médicinales traditionnelles, utilisées depuis des siècles en médecine équine, se sont révélées particulièrement efficaces. Le thym, par exemple, contient des huiles essentielles aux propriétés mucolytiques et antibactériennes. Dans la pratique, il est recommandé d'ajouter du thym à l'alimentation ou de le vaporiser en infusion sur le foin. Environ 2-3 g d'herbe séchée par 100 kg de poids corporel doivent être utilisés. L'eucalyptus est une autre herbe médicinale importante pour les voies respiratoires. Ses propriétés désinfectantes et mucolytiques en font un

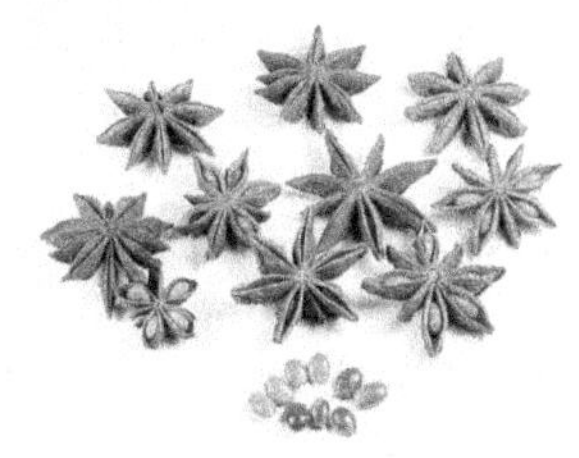

Anis [i23]

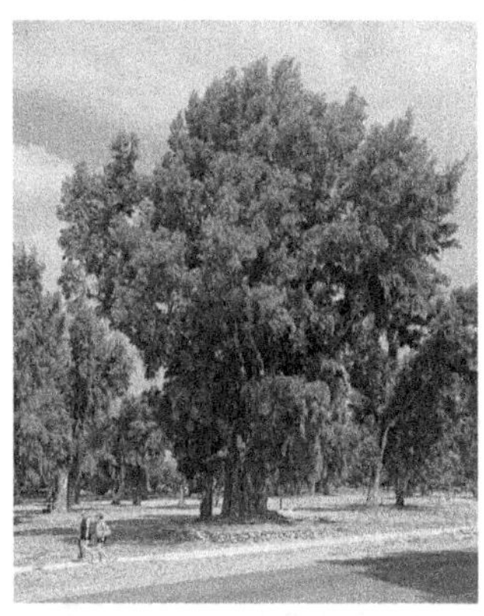

Eucalyptus [i24]

précieux allié en cas de voies respiratoires obstruées. L'inhalation est particulièrement recommandée : de l'eau chaude avec quelques gouttes d'huile d'eucalyptus est préparée dans un seau et proposée au cheval pour inhalation pendant environ 10-15 minutes [s66]. Une approche nouvelle prometteuse dans le traitement des maladies respiratoires est l'utilisation de <u>curcumin</u> soluble dans l'eau. Des études scientifiques ont montré que cette substance peut réduire la production de composés d'oxygène nocifs grâce à ses propriétés anti-inflammatoires [s67]. L'administration par inhalation est particulièrement efficace, la forme soluble dans l'eau ayant une <u>biodisponibilité</u> nettement meilleure que le curcumin traditionnel. La menthe et le fenouil sont d'autres herbes médicinales éprouvées qui se combinent bien. Alors que la menthe libère les voies respiratoires grâce à son effet rafraîchissant, le fenouil aide à la dissolution du mucus. Dans la pratique, on peut infuser les deux herbes en tisane et les utiliser soit pour inhalation, soit en les ajoutant à l'eau de boisson. La sauge s'est révélée particulièrement efficace dans le traitement des irritations aiguës des voies respiratoires. Son effet antibactérien en fait un précieux allié en cas d'infections naissantes. Dans la pratique, l'administration sous forme de tisane, ajoutée à l'alimentation, a fait ses preuves. L'anis complète le spectre des herbes pour les voies respiratoires et est particulièrement apprécié pour ses propriétés antispasmodiques. Il se marie bien avec d'autres herbes et améliore leur efficacité [s66]. Lors de l'utilisation des herbes médicinales, il est important de respecter quelques règles de base. La posologie doit toujours être adaptée au poids du cheval. De plus, il est conseillé de ne pas utiliser les herbes de manière continue, mais plutôt en cures de 2 à 3 semaines. Surtout en cas de maladies chroniques, il est recommandé de discuter du traitement avec le vétérinaire [s66]. Les résultats de recherche sur l'effet du curcumin soluble dans l'eau montrent des résultats prometteurs : le traitement a conduit à une réduction significative des marqueurs inflammatoires dans le liquide bronchique, sans affecter le nombre de cellules immunitaires [s67]. Cela suggère que le curcumin intervient spécifiquement dans les processus inflammatoires tout en préservant les mécanismes de défense naturels du corps. La combinaison de différentes herbes médicinales peut souvent renforcer leur efficacité. Cependant, il convient de veiller à ne pas utiliser trop d'herbes en même temps. Un mélange éprouvé consiste par exemple en parts égales de thym, de sauge et de fenouil, qui peuvent être infusés en tisane et ajoutés à l'alimentation.

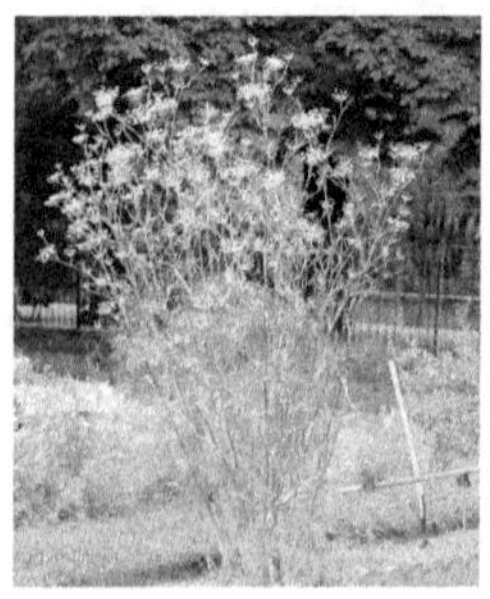

Fenouil [i25]

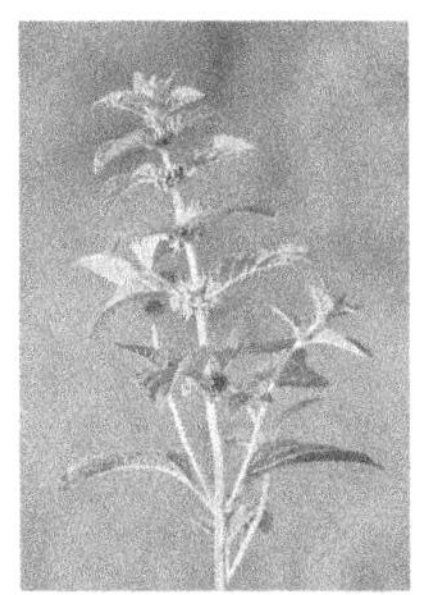

Menthe [i26]

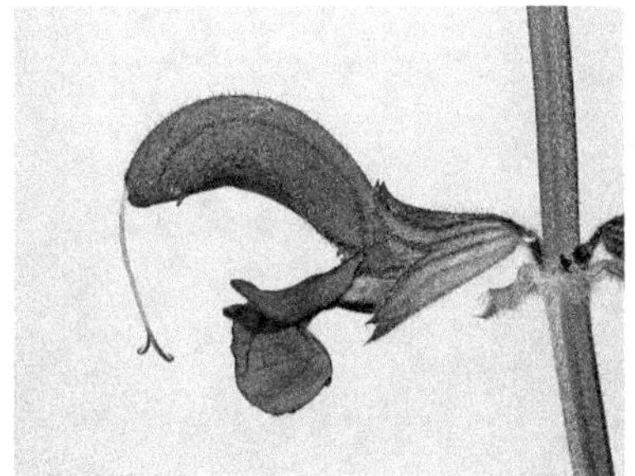

Sauge [i27]

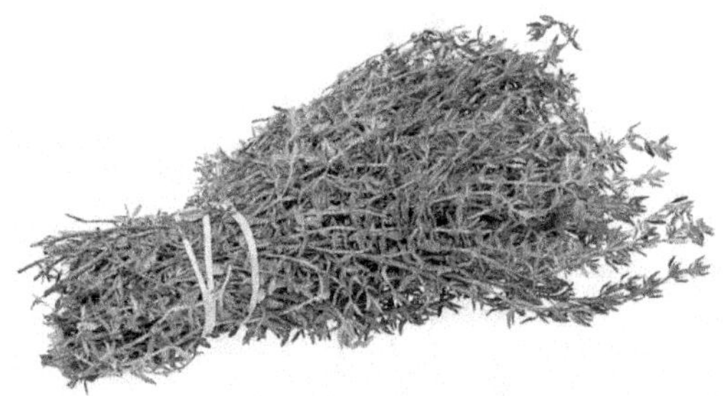

Thym [i28]

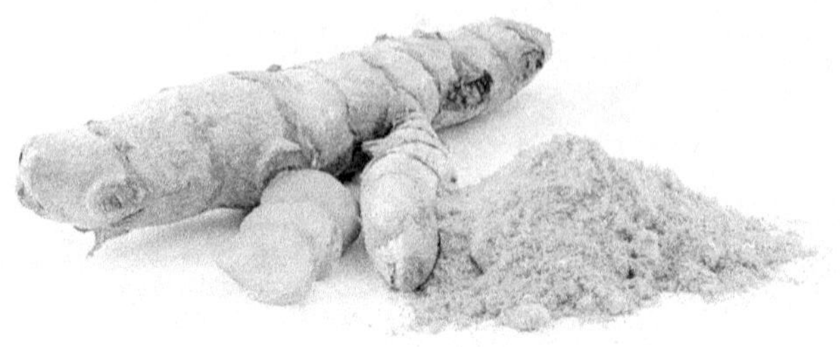

Curcumine [i29]

Glossaire

Biodisponibilité

La proportion d'un principe actif qui est absorbée inchangée par l'organisme et disponible au site d'action

Curcumin

Un pigment végétal jaune extrait de la racine de la plante de curcuma, qui possède des propriétés anti-inflammatoires, antioxydantes et antimicrobiennes

2. 1. 2. Herbes digestives

Les problèmes digestifs chez les chevaux peuvent être efficacement traités par l'utilisation ciblée de plantes médicinales. La phytothérapie traditionnelle offre ici un riche savoir-faire, qui est confirmé et élargi par des découvertes scientifiques modernes [s68]. Le pissenlit joue un rôle clé. Son effet digestif repose sur plusieurs mécanismes : il stimule la sécrétion de bile, soutient les mouvements naturels de l'intestin et optimise la production d'acide gastrique [s68]. Dans la pratique, il est recommandé de mélanger du pissenlit frais en petites quantités avec le foin ou d'ajouter de l'herbe séchée à l'alimentation concentrée. Il convient de commencer par de petites quantités et d'augmenter lentement la dose. La camomille s'avère particulièrement précieuse en cas de troubles digestifs d'origine nerveuse. Ses propriétés antispasmodiques et apaisantes aident à soulager les tensions dans le tractus gastro-intestinal [s68]. Une

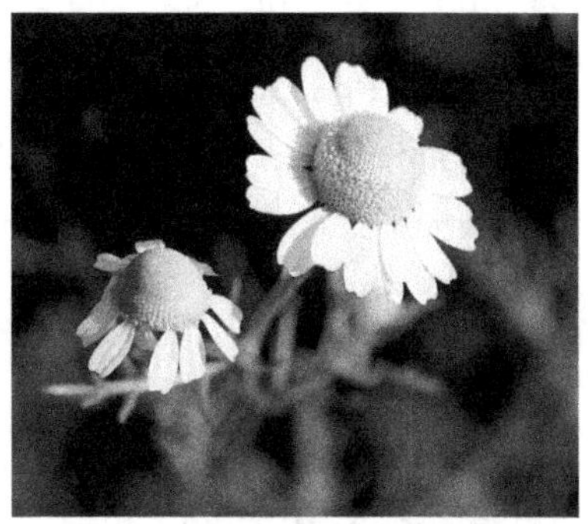

Camomille [i30]

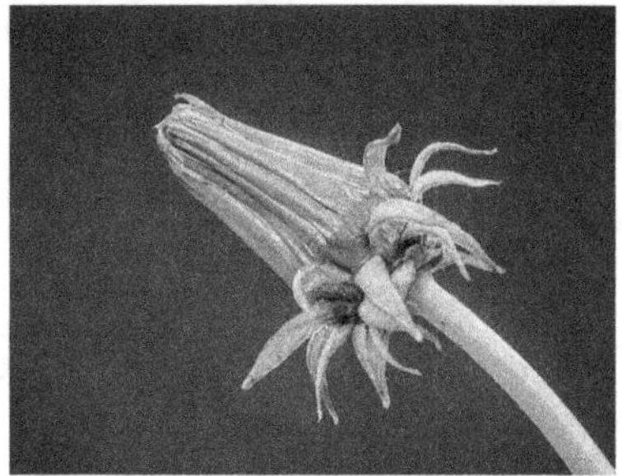

Pissenlit [i31]

possibilité d'application pratique est la préparation d'une infusion concentrée de camomille, qui est ajoutée à l'eau potable. Pour 100 kg de poids corporel, une dose quotidienne d'environ 15-20 g de fleurs de camomille séchées est recommandée. Un aspect particulièrement intéressant est l'effet des huiles essentielles sur la flore intestinale. Celles-ci peuvent réduire de manière ciblée les <u>pathogènes</u> et favoriser en même temps la croissance de bactéries intestinales bénéfiques [s68]. Cette propriété en fait des alliés précieux pour rétablir une flore intestinale saine, par exemple après des traitements antibiotiques ou en cas de troubles digestifs.

<u>Luzerne</u> (Alfalfa) s'est révélée être un tampon naturel dans le tractus digestif. Ses propriétés particulières soutiennent le maintien d'un pH sain dans l'estomac et favorisent la digestion des fibres [s69]. Lors de l'alimentation, la luzerne doit idéalement être donnée avant l'alimentation concentrée pour optimiser son effet tampon. La combinaison de différentes herbes peut renforcer leur efficacité. Des études scientifiques ont montré que des mélanges d'herbes spécialement formulés peuvent améliorer la digestion des fibres et influencer positivement la santé intestinale

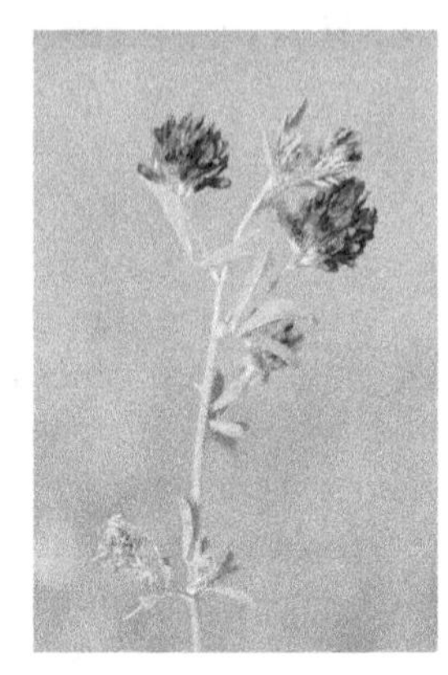

Alfalfa [i32]

[s68]. Un mélange éprouvé se compose de parts égales de pissenlit, de camomille et de luzerne, qui est ajouté à l'alimentation pendant une période de 2 à 3 semaines. Pour une application pratique, il est important de ne pas combiner les herbes de manière aléatoire, mais de s'appuyer sur des mélanges éprouvés. Le dosage doit être adapté au poids du cheval et le traitement des problèmes chroniques doit être discuté avec le vétérinaire. En particulier lors de la première utilisation, il est conseillé de commencer par de petites quantités et d'observer attentivement la réaction du cheval. L'utilisation de poudres végétales comme complément alimentaire s'est établie dans l'alimentation moderne des chevaux [s70]. Ces produits spécialement développés peuvent soutenir la flore intestinale naturelle et aider en cas de problèmes gastriques. Lors de la sélection, il convient de privilégier des produits de haute qualité, spécialement conçus pour les chevaux. Une approche holistique pour soutenir la digestion doit également prendre en compte les habitudes alimentaires et les conditions d'élevage. Un exercice régulier, une quantité suffisante de fourrage et un environnement sans stress sont des facteurs importants pour une digestion saine. L'application préventive d'herbes digestives peut être particulièrement utile dans des situations de stress telles que les compétitions, les transports ou les changements d'écurie. Dans ce contexte, l'administration préventive d'herbes apaisantes et digestives s'est révélée efficace pour prévenir d'éventuels troubles digestifs.

Luzerne

Une plante de la famille des légumineuses, qui peut atteindre jusqu'à
1 mètre de hauteur et qui, grâce à son système racinaire profond,
peut également absorber des minéraux provenant de couches de sol
plus profondes.

pathogène

Provoquant des maladies ou pathogène - désigne des organismes
tels que des bactéries ou des virus qui peuvent déclencher des
maladies.

2. 1. 3. Plantes stimulant le système immunitaire

e système immunitaire des chevaux peut être efficacement soutenu par des apports ciblés d'herbes. Des études scientifiques démontrent l'efficacité de diverses plantes médicinales, utilisées depuis des siècles dans la médecine traditionnelle [s71].

Echinacea purpurea (Échinacée pourpre) joue un rôle clé. Cette plante augmente de manière prouvée l'activité des cellules immunitaires et améliore à la fois la défense immunitaire cellulaire et humorale [s72]. Dans la pratique, il est recommandé d'administrer l'échinacée sous forme de teinture ou d'herbe séchée de manière préventive pendant la saison humide et froide. Pour un poids corporel de 500 kg, une dose quotidienne de 15-20 ml de teinture ou de 20-25 g d'herbe séchée est conseillée.

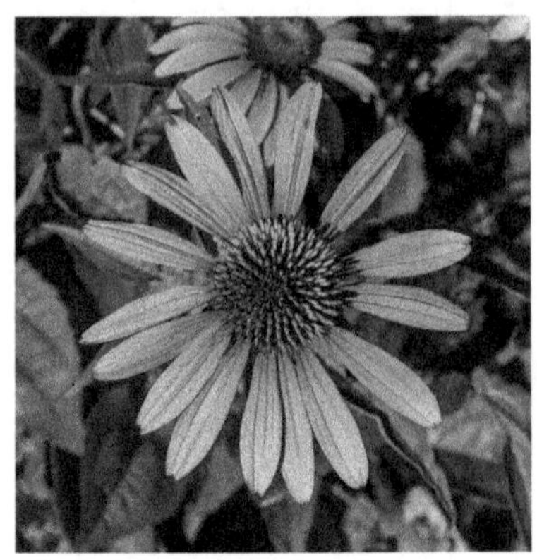

Échinacée pourpre [i33]

Glycyrrhiza glabra (Racine de réglisse) présente des propriétés immunomodulatrices remarquables. Elle active les macrophages et les granulocytes, soutenant ainsi la défense naturelle de l'organisme [s73]. Lors de l'application, la racine doit être mélangée à l'alimentation sous forme de poudre ou d'extrait. Il est important d'adopter un traitement de 2-3 semaines avec une pause par la suite.

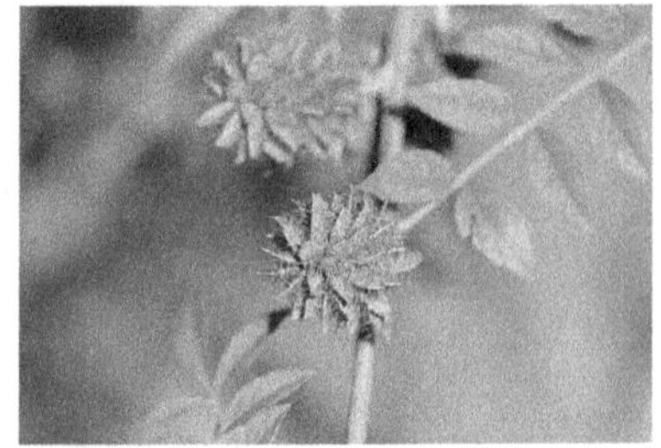

Glycyrrhiza glabra [i34]

<u>Origanum vulgare</u> (Origan) s'est révélé être un immunomodulateur prometteur [s72]. Ses huiles essentielles ont des propriétés antimicrobiennes et renforcent le système immunitaire. En pratique, l'origan peut être mélangé frais ou séché à l'alimentation. Une méthode éprouvée consiste également à préparer une infusion concentrée à ajouter à l'eau de boisson.

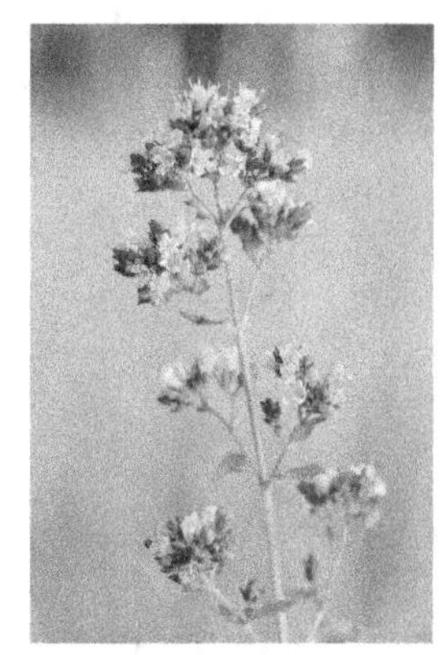

Origan [i35]

<u>Curcuma longa</u> (Curcuma) et Zingiber officinalis (Gingembre) se complètent parfaitement dans leur effet stimulant sur l'immunité [s71]. Alors que le curcuma a des propriétés anti-inflammatoires, le gingembre soutient les défenses grâce à son effet stimulant sur le métabolisme. La combinaison des deux racines peut être ajoutée à l'alimentation sous forme de poudre, en commençant par de petites quantités.

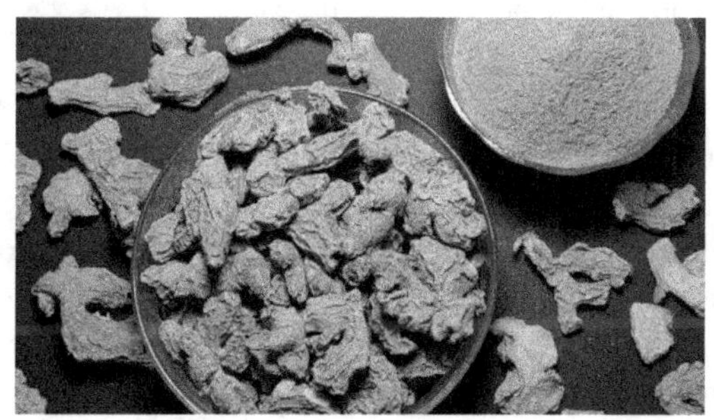

Zingiber officinalis [i36]

Allium sativum (Ail) s'est avéré être un antibiotique naturel et favorise la production d'immunoglobulines [s73]. Lors de l'administration, il est important que le cheval accepte le goût. Une acclimatation progressive par une augmentation lente de la dose a fait ses preuves.

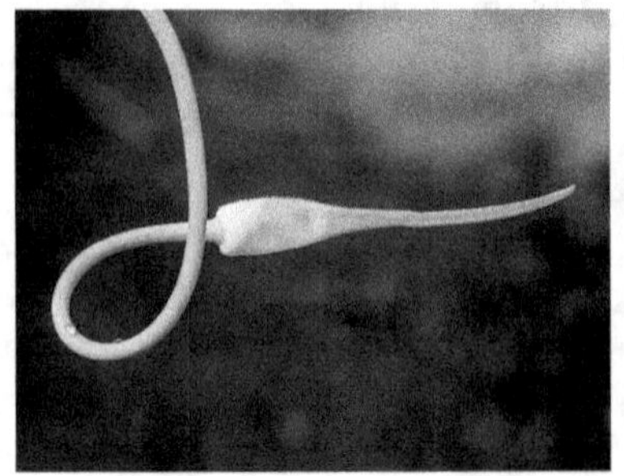

Allium sativum [i37]

<u>Moringa oleifera</u> montre des propriétés prometteuses dans le soutien du système immunitaire [s71]. Les feuilles sont riches en vitamines et minéraux et peuvent être ajoutées séchées à l'alimentation. En particulier, lors de la convalescence après des maladies, le moringa s'est révélé précieux.

Lors de l'application pratique des plantes stimulant l'immunité, certaines règles de base doivent être respectées :
- Les herbes doivent être administrées sous forme de cure (2-3 semaines)

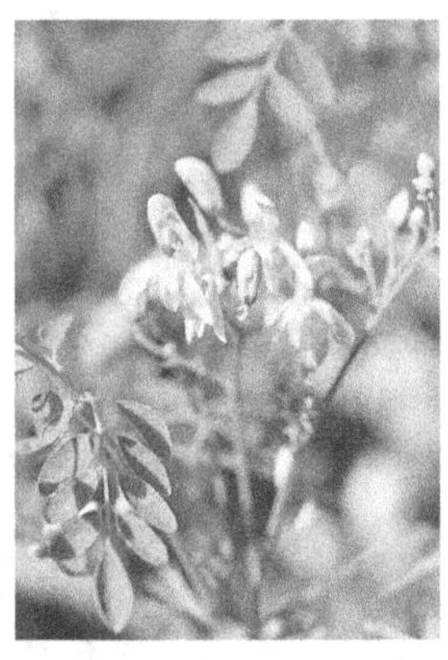

Moringa oleifera [i38]

- Une combinaison de 3-4 herbes maximum est recommandée
- La posologie doit être adaptée au poids du cheval
- Lors de la première application, la tolérance doit être observée
- Les maladies chroniques nécessitent une consultation avec le vétérinaire

L'application préventive des herbes stimulant l'immunité est particulièrement efficace dans des situations de stress telles que :
- Phases de compétition
- Changement d'écurie
- Stress de transport
- Changements climatiques
- Changement de groupe

Un mélange de base éprouvé pour renforcer l'immunité se compose de :
- 40 % Echinacea purpurea
- 30 % Origanum vulgare
- 30 % Glycyrrhiza glabra

Ce mélange peut être ajouté à l'alimentation pendant 2-3 semaines, suivi d'une pause d'une semaine. Si nécessaire, la cure peut être répétée. La recherche montre que les phytochemicals présents dans les plantes médicinales, tels que les flavonoïdes, les saponines et les alcaloïdes, contribuent de manière significative à l'effet stimulant sur l'immunité [s71]. Ces substances soutiennent non seulement la défense directe contre les agents pathogènes, mais optimisent également la réponse immunitaire de l'organisme.

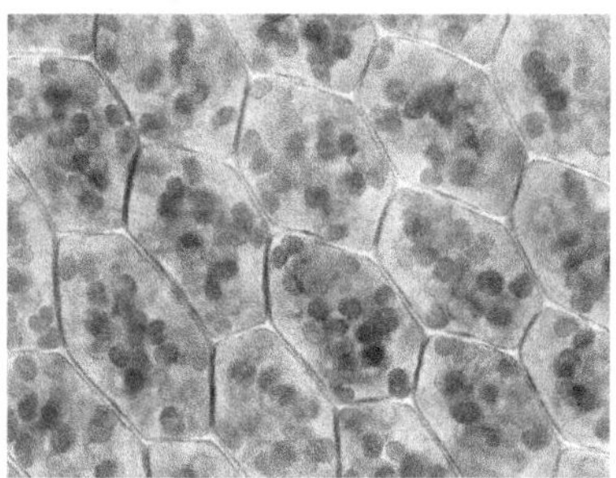

Phytochemikalien [i39]

Curcuma longa

Une plante tropicale de la famille des Zingibéracées avec de grandes feuilles allongées et des fleurs jaunes, dont le rhizome est intensément coloré en jaune-orange.

Echinacea purpurea

Une plante vivace d'Amérique du Nord pouvant atteindre 150 cm de hauteur, avec des fleurs violettes-roses caractéristiques et des capitules épineux.

Glycyrrhiza glabra

Une plante herbacée pouvant atteindre 2 mètres de hauteur, avec des feuilles pennées et des fleurs bleues à violettes, dont les racines sont environ 50 fois plus sucrées que le sucre.

Moringa oleifera

Un arbre à croissance rapide de la famille des Moringacées, pouvant atteindre 12 mètres de hauteur et possédant des feuilles trifoliées.

Origanum vulgare

Une plante aromatique de la famille des Lamiacées avec une tige ligneuse, qui pousse à l'état sauvage en Europe et en Asie et porte des fleurs roses à pourpres.

Phytochemicals

Substances biologiquement actives présentes dans les plantes, qui ne font pas partie des nutriments principaux, mais qui peuvent jouer des rôles de protection et de signalisation importants dans l'organisme.

2. 1. 4. Herbes cicatrisantes

a cicatrisation des blessures chez les chevaux peut être efficacement soutenue par l'utilisation ciblée de plantes médicinales. Différentes plantes avec leurs principes actifs spécifiques jouent un rôle important dans la régénération des tissus blessés et la défense contre les infections [s74].

La calendula (<u>Calendula officinalis</u>) s'est particulièrement révélée efficace grâce à ses propriétés favorisant la cicatrisation et anti-inflammatoires. Elle peut être appliquée sous forme de pommade ou de teinture directement sur les zones affectées. Il est important de nettoyer soigneusement la plaie au préalable et de réaliser le traitement régulièrement. Une méthode pratique consiste à préparer une pommade à la calendula : les fleurs de calendula sont infusées dans de l'huile d'olive, puis mélangées avec de la cire d'abeille pour obtenir une consistance tartinable [s74]. Le millepertuis (<u>Hypericum perforatum</u>) présente des propriétés remarquables pour la cicatrisation des blessures. Ses caractéristiques antibactériennes et cicatrisantes en font un précieux allié dans le traitement des coupures, des éraflures et des plaies postopératoires. En pratique, l'application sous forme d'extrait huileux s'est révélée efficace, appliquée délicatement sur les zones touchées [s74].

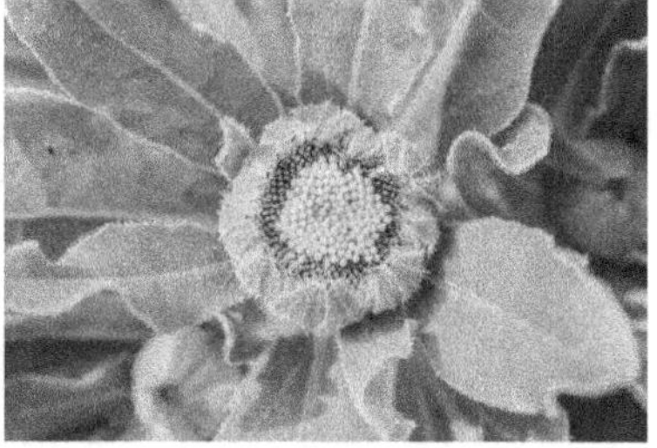

Calendula officinalis [i40]

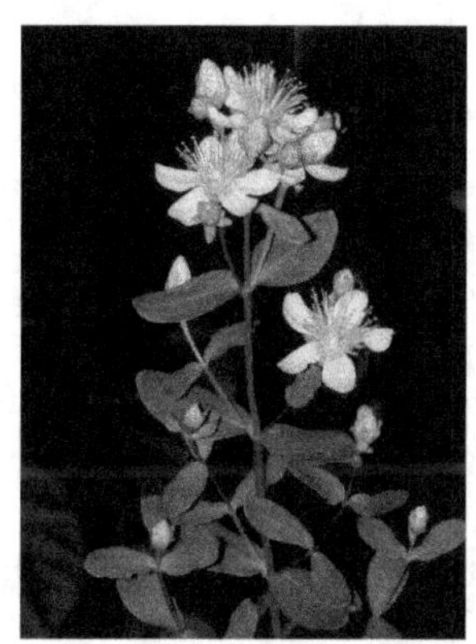

Millepertuis [i41]

La myrrhe, un remède traditionnel, est utilisée en raison de ses <u>propriétés antifongiques</u> et <u>antiseptiques</u> dans le traitement des blessures. En tant que teinture diluée, elle peut être utilisée pour le nettoyage et la désinfection des plaies. Il est conseillé de tester d'abord l'application sur une petite zone pour assurer la tolérance [s74].

Une approche prometteuse est la combinaison de différentes plantes médicinales sous forme de pansements. Des études scientifiques ont montré que des préparations à base de plantes spécialement développées peuvent accélérer la cicatrisation des blessures et réduire le risque d'infection [s75]. Une combinaison éprouvée comprend :
- Calendula pour la régénération des tissus

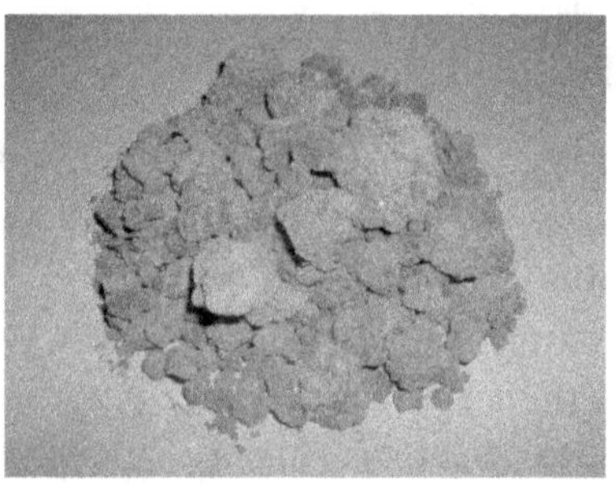

Myrrhe [i42]

- Millepertuis pour l'effet antibactérien
- Camomille pour l'anti-inflammation
- Achillée millefeuille pour l'hémostase

Lors de l'application pratique des herbes cicatrisantes, certains principes fondamentaux doivent être respectés : 1. Nettoyage minutieux de la plaie avant chaque traitement 2. Application stérile des préparations 3. Contrôle régulier de l'évolution de la cicatrisation 4. Documentation du traitement 5. En cas de plaies profondes ou fortement contaminées, toujours consulter un vétérinaire

Le plantain lancéolé (<u>Plantago lanceolata</u>) s'est particulièrement bien comporté pour les blessures superficielles. Ses composants favorisant la cicatrisation soutiennent la régénération naturelle de la peau. Dans l'application traditionnelle, les feuilles fraîches sont écrasées et appliquées directement sur les petites blessures [s76]. La combinaison d'un traitement externe avec des herbes cicatrisantes et d'une application interne de plantes renforçant l'immunité s'est révélée particulièrement efficace. Les herbes appliquées en interne soutiennent les processus de guérison de

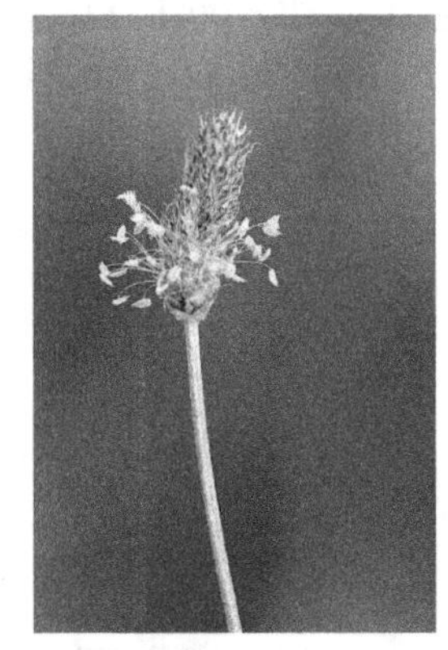

Plantago lanceolata [i43]

l'intérieur, tandis que le traitement externe agit directement sur le site de la blessure [s75]. Pour un traitement réussi des blessures avec des herbes médicinales, une approche systématique est essentielle :

1. Phase : Nettoyage et désinfection de la plaie
- Nettoyage minutieux avec une teinture de plantes diluée
- Élimination des salissures et des tissus morts

2. Phase : Traitement de la plaie
- Application des préparations à base de plantes appropriées
- Protection de la plaie contre les influences extérieures

3. Phase : Soutien à la guérison
- Contrôle régulier de l'évolution de la cicatrisation
- Ajustement du traitement selon les besoins

Lors de l'application d'herbes cicatrisantes, il est important de soutenir et non de perturber les processus naturels de guérison. Le traitement doit toujours être effectué avec des mains propres et des matériaux stériles. En cas de signes de complications tels qu'un gonflement important, la formation de pus ou un retard de guérison, il convient de consulter immédiatement un vétérinaire.

Glossaire

antiseptisch
Désigne l'effet germicide ou inhibiteur de germes sur des micro-organismes tels que les bactéries et les champignons

Calendula officinalis
Nom latin de la calendula, qui appartient à la famille des Asteraceae et provient à l'origine de la région méditerranéenne

Hypericum perforatum
Nom latin du millepertuis, un indicateur de sécheresse appartenant à la famille des Hypericaceae

Plantago lanceolata
Nom latin du plantain lancéolé, une plante vivace de la famille des Plantaginaceae avec des feuilles en forme de lance caractéristiques

antifungal
Désigne la propriété d'inhiber la croissance des champignons ou de les tuer

Résumé - 2. 1. Herboristerie

- Le thym contient des huiles essentielles aux propriétés mucolytiques et antibactériennes, la posologie est de 2-3 g d'herbe séchée par 100 kg de poids corporel.

- Le curcuma soluble dans l'eau réduit de manière prouvée la production de composés oxygénés nocifs dans les voies respiratoires.

- Les huiles essentielles peuvent cibler les germes pathogènes tout en favorisant la croissance de bactéries intestinales bénéfiques.

- La luzerne agit comme un tampon naturel dans le tractus digestif et devrait idéalement être administrée avant les aliments concentrés.

- L'Echinacea purpurea augmente de manière prouvée l'activité des cellules immunitaires et améliore à la fois la défense immunitaire cellulaire et humorale.

- La réglisse (Glycyrrhiza glabra) active les macrophages et les granulocytes pour soutenir les défenses naturelles de l'organisme.

- Le Moringa oleifera montre des propriétés prometteuses de renforcement immunitaire et a particulièrement fait ses preuves en période de convalescence.

- Un mélange de base éprouvé pour le renforcement immunitaire se compose de 40 % d'Echinacea purpurea, 30 % d'Origanum vulgare et 30 % de Glycyrrhiza glabra.

- Les phytochemicals tels que les flavonoïdes, les saponines et les alcaloïdes contribuent de manière significative à l'effet immunostimulant des plantes médicinales.

- Le millepertuis présente des propriétés antibactériennes et de cicatrisation des tissus dans le traitement des coupures, des éraflures et des plaies postopératoires.

- La myrrhe a des effets antifongiques et antiseptiques dans le traitement des plaies.

2. 2. Physiothérapie

omment pouvons-nous soutenir de manière optimale les processus naturels de guérison du corps du cheval ? Quel rôle joue la physiothérapie en tant qu'approche de traitement holistique ? Ces questions préoccupent à la fois les thérapeutes, les vétérinaires et les propriétaires de chevaux lorsqu'il s'agit de maintenir la santé et de réhabiliter les chevaux. La physiothérapie chez le cheval comprend différentes méthodes de traitement qui agissent spécifiquement sur l'appareil locomoteur, le système nerveux et les processus métaboliques. De la thérapie manuelle classique aux techniques de taping innovantes en passant par des formes de massage spécialisées, elle offre un large éventail de possibilités pour prévenir et traiter les douleurs. Alors que certaines de ces méthodes reposent sur des connaissances empiriques millénaires, les découvertes scientifiques modernes ont conduit à une compréhension plus approfondie de leurs modes d'action. L'intégration de ces connaissances dans l'application pratique permet aujourd'hui un traitement précis et efficace de divers problèmes de santé chez le cheval. Les sections suivantes éclairent en détail les principales techniques de physiothérapie et montrent comment elles peuvent se compléter mutuellement pour obtenir des résultats de traitement optimaux.

„La thérapie manuelle favorise non seulement la circulation sanguine et soulage les tensions musculaires, mais elle soutient également le drainage lymphatique dans le corps du cheval.“

2. 2. 1. Thérapie manuelle

a thérapie manuelle est un élément central du traitement physiothérapeutique des chevaux et comprend diverses techniques exécutées par des thérapeutes qualifiés avec les mains [s77]. Cette forme de thérapie vise à corriger les restrictions de mouvement et à restaurer la fonctionnalité de l'appareil locomoteur. Un aspect essentiel de la thérapie manuelle est le massage, qui a divers effets positifs sur le corps du cheval. Il favorise la circulation sanguine, soulage les tensions musculaires et soutient le drainage lymphatique [s78]. Lors de la réalisation d'un massage, il est important d'agir de manière systématique et d'observer attentivement les réactions du cheval. Les thérapeutes commencent généralement par des effleurages doux et superficiels, augmentant progressivement la pression en fonction des besoins individuels du cheval [s79]. La relaxation myofasciale représente une forme spécifique de thérapie manuelle. Ici, une pression ciblée est exercée sur le tissu conjonctif (fascias) pour libérer les adhérences et améliorer la mobilité [s78]. Cette technique nécessite un sens aigu du toucher, car le traitement peut parfois être inconfortable pour le cheval. Les thérapeutes expérimentés ajustent continuellement l'intensité en fonction des réactions du cheval [s80]. Un autre élément important est les exercices d'étirement ciblés. Ceux-ci aident à restaurer la longueur musculaire normale et à prévenir les raideurs [s78]. Les étirements doivent toujours être effectués lentement et de manière contrôlée. Un exemple pratique est de présenter délicatement un membre antérieur, en maintenant la position pendant environ 30 secondes pour atteindre un étirement efficace des muscles de l'épaule arrière. La mobilisation articulaire est une autre technique centrale de la thérapie manuelle [s81]. Cela implique des mouvements passifs des articulations pour améliorer leur mobilité et optimiser la lubrification articulaire [s78]. Cette technique nécessite des connaissances anatomiques approfondies et ne doit être effectuée que par des professionnels qualifiés. La thérapie neurosomatique représente une approche intégrative, où les schémas structurels et biomécaniques sont analysés et corrigés [s82]. Cette forme de thérapie est particulièrement efficace pour les douleurs chroniques et prend en compte l'interaction complexe entre muscles, tendons et ligaments. Les centres de physiothérapie modernes combinent souvent la thérapie manuelle avec des outils technologiques tels que l'analyse vidéo des mouvements [s83]. Cela permet une documentation précise des progrès du traitement et un ajustement continu de la thérapie. Pour le succès à long terme du traitement, le suivi est d'une grande importance. Les thérapeutes développent souvent des programmes d'exercices individuels que les propriétaires de chevaux peuvent réaliser entre les traitements [s79]. Ceux-ci peuvent consister en des exercices d'étirement simples ou des séquences de mouvements contrôlés. L'efficacité de la thérapie manuelle repose sur divers mécanismes physiologiques. En plus des effets mécaniques directs sur les tissus et les articulations, des influences sur les niveaux hormonaux, l'<u>activité parasympathique</u> et la circulation sanguine ont également été démontrées [s77]. Cela explique l'effet holistique du traitement sur l'organisme. Un thérapeute professionnel adapte toujours le traitement à chaque cheval, en tenant compte de facteurs tels que l'âge, la condition physique et d'éventuelles maladies antérieures [s79]. La durée et l'intensité du traitement sont modifiées en fonction des réactions du cheval afin d'obtenir des résultats optimaux.

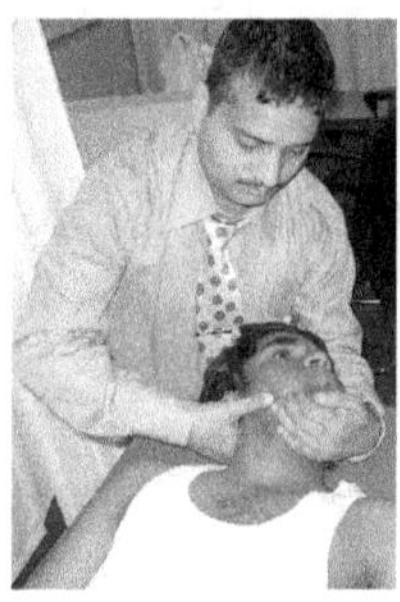

Mobilisation articulaire [i44]

parasympathique

Partie du système nerveux autonome, responsable de la récupération et de la régénération du corps. Également appelé 'nerf de repos', il favorise la digestion et la relaxation.

myofascial

Se réfère au traitement des muscles et des couches de tissu conjonctif environnantes. La thérapie repose sur la compréhension que ces couches de tissu forment un réseau interconnecté dans tout le corps.

Thérapie neuro-somatique

Une méthode de traitement holistique qui utilise la connexion entre le système nerveux et les structures corporelles. Elle a été développée dans les années 1980 et combine des éléments de différentes approches de thérapie manuelle.

2. 2. 2. Taping kinésiologique

e taping kinésiologique s'est établi comme une méthode de traitement innovante et efficace dans la santé équine. Cette technique, qui provient à l'origine de la médecine humaine, utilise des bandes adhésives élastiques spécialement conçues pour une application thérapeutique [s84]. La particularité réside dans la nature du matériau, qui, par son épaisseur et son élasticité, ressemble à la couche superficielle de la peau, permettant ainsi une interaction optimale avec les tissus. Chez les chevaux, le taping kinésiologique trouve un large éventail d'applications. Il est utilisé avec succès pour les problèmes de tendons et de ligaments, les dysfonctions articulaires ainsi que pour le traitement des gonflements et des malpositions vertébrales [s85]. Un exemple pratique est le traitement d'une jument souffrant de problèmes de dos : grâce à l'application ciblée de bandes adhésives le long des muscles du dos, non seulement la mobilité a été améliorée, mais aussi un état d'esprit nettement plus positif a été atteint chez le cheval. Le mode d'action du taping kinésiologique repose sur différents mécanismes. Grâce aux propriétés élastiques du matériau, un effet de levée doux de la peau se produit, influençant les couches de tissus sous-jacentes [s84]. Cette micromanipulation conduit à une amélioration de la circulation sanguine et soutient le drainage lymphatique, ce qui est particulièrement avantageux en cas de gonflements et d'œdèmes. Par exemple, pour un cheval présentant un gonflement articulaire, le tape peut être appliqué selon une technique lymphatique spécifique, ce qui active le processus de guérison. Un autre aspect important est l'effet proprioceptif du taping. Grâce à la stimulation douce et constante des récepteurs cutanés, la conscience corporelle du cheval est améliorée [s85]. Cela est particulièrement précieux pour corriger les erreurs de posture ou pour soutenir la réhabilitation après des blessures. Ainsi, par exemple, pour un cheval ayant des problèmes d'épaule, un taping ciblé peut optimiser l'activation musculaire et influencer positivement le schéma de mouvement. L'application du taping kinésiologique nécessite des connaissances approfondies et une expérience pratique. Les thérapeutes doivent non seulement maîtriser les différentes techniques de taping, mais aussi avoir une compréhension approfondie de l'anatomie et de la biomécanique équines [s86]. Dans des formations spécifiques, ils apprennent à appliquer correctement les bandes, à choisir les techniques appropriées et à évaluer la situation individuelle du cheval. Il convient de souligner la polyvalence du taping kinésiologique. Il peut être utilisé tant dans la phase aiguë d'une blessure que pour des problèmes chroniques [s84]. La méthode se combine également très bien avec d'autres techniques de physiothérapie. Un exemple pratique est la combinaison de techniques de thérapie manuelle avec un taping de soutien, ce qui permet souvent d'obtenir des résultats de traitement plus durables. L'application se fait toujours selon une approche systématique : d'abord, une analyse approfondie du problème est réalisée, ensuite la technique de taping appropriée est choisie et le tape est appliqué en tenant compte de l'anatomie individuelle et des schémas de mouvement du cheval [s87]. L'effet doit être surveillé en continu afin de pouvoir apporter des ajustements si nécessaire. Un autre avantage du taping kinésiologique est la possibilité d'une action thérapeutique prolongée entre les séances de traitement [s84]. Le tape peut, selon l'application et la tolérance cutanée, rester plusieurs jours sur le cheval et soutenir continuellement le processus de guérison pendant ce temps. Cela est particulièrement précieux dans le traitement des douleurs chroniques ou durant la phase de réhabilitation après des blessures.

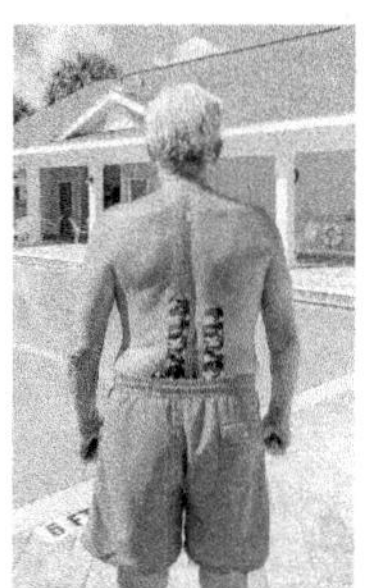

taping kinésiologique [i45]

proprioceptif

Se réfère à la perception de soi dans l'espace par des cellules sensorielles spéciales dans les muscles, les tendons et les articulations. Cette perception est importante pour l'équilibre et la coordination.

2. 2. 3. Techniques de massage

a thérapie par massage chez le cheval comprend différentes techniques spécialisées, utilisées de manière ciblée pour promouvoir la santé et la performance de l'animal [s88]. Contrairement aux caresses superficielles, il s'agit de méthodes de traitement systématiques qui nécessitent des connaissances anatomiques approfondies.

Une technique centrale est le <u>Shiatsu</u>, une forme de massage originaire du Japon. Ici, une pression ciblée est exercée avec les doigts, les mains, les coudes et même les genoux sur des points spécifiques le long des voies énergétiques (<u>Méridiens</u>) [s88]. Un thérapeute expérimenté peut, par exemple, libérer des blocages chez un cheval ayant des muscles du dos tendus en travaillant systématiquement le long des méridiens de la vessie. Le traitement commence toujours en douceur et son

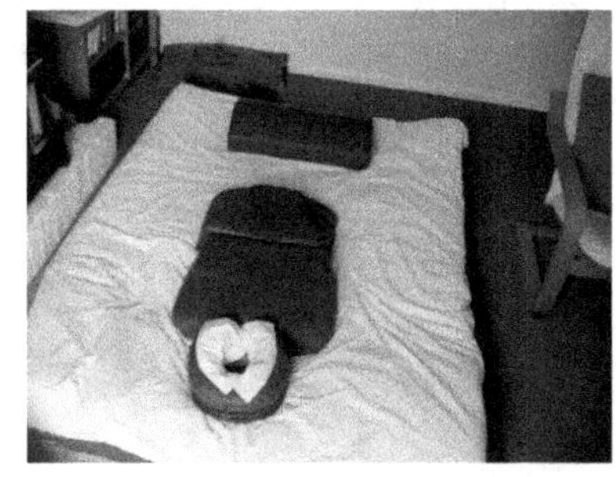

Shiatsu [i46]

intensité est adaptée aux réactions du cheval. L'<u>Akupressur</u> représente une autre technique de massage importante, où une pression est exercée sur des points corporels spécifiques avec les bouts des doigts [s88] [s89]. Ces points correspondent aux points d'acupuncture connus de la médecine traditionnelle chinoise. Un exemple pratique d'application est le traitement du point "Vessie 60" à l'arrière de la jambe pour soulager les tensions dans les muscles lombaires. Le thérapeute exerce une pression douce et circulaire pendant environ 30 à 60 secondes. Particulièrement chez les jeunes chevaux, une combinaison de différentes techniques de massage s'est révélée bénéfique [s90]. Surtout pendant les phases de croissance, des traitements réguliers peuvent aider à compenser les charges unilatérales et à développer une meilleure conscience corporelle. Un protocole de traitement typique pourrait par exemple consister en un massage Shiatsu de 15 minutes suivi d'une akupressur ciblée sur des points pertinents. L'effet thérapeutique des massages repose sur différents mécanismes physiologiques [s91]. En plus de l'effet mécanique direct sur les tissus, des aspects énergétiques sont également pris en compte. Le traitement vise à libérer les blocages et à harmoniser le flux d'énergie dans le corps. Cela peut avoir un impact positif sur la qualité du mouvement et le bien-être général du cheval. Pour le succès durable du traitement, la bonne fréquence et l'intensité des massages sont décisives [s88]. En cas de problèmes aigus, plusieurs traitements par semaine peuvent être judicieux, tandis que pour la prévention, des séances mensuelles suffisent souvent. Un plan de traitement individuel prend en compte des facteurs tels que l'âge, le type d'utilisation et d'éventuelles maladies antérieures du cheval. L'intégration des techniques de massage dans un concept thérapeutique holistique s'est révélée particulièrement efficace [s90]. Les massages sont combinés avec des exercices de conditionnement ciblés. Un exemple serait le massage des muscles de l'épaule avant d'exercer des étirements, afin d'optimiser la mobilité. L'efficacité du traitement peut être vérifiée par une documentation régulière des progrès. Les thérapeutes prêtent une attention particulière aux changements dans la tension musculaire, la qualité du mouvement et le comportement général du cheval. Ces observations sont intégrées dans la planification des traitements ultérieurs et permettent une optimisation continue de la thérapie.

Glossaire

Akupressur

Une méthode de guérison où la pression des doigts sur des points corporels spécifiques peut soulager des douleurs, basée sur le même principe que l'acupuncture, mais sans aiguilles.

Méridien

Des canaux énergétiques invisibles dans le corps, qui, selon la médecine orientale traditionnelle, transportent l'énergie vitale et relient un réseau de plus de 360 points.

Shiatsu

Une méthode de traitement holistique issue de l'art de guérison japonais traditionnel, qui repose sur la théorie de l'énergie vitale 'Ki' et active les forces d'auto-guérison par une pression douce à profonde.

Résumé - 2. 2. Physiothérapie

- La thérapie manuelle combine massage, relaxation myofasciale et mobilisation articulaire pour restaurer la fonctionnalité de l'appareil locomoteur.
- La thérapie neuro-somatique analyse et corrige les schémas structurels et biomécaniques en cas de douleurs chroniques.
- Les centres modernes de physiothérapie utilisent des analyses vidéo du mouvement pour documenter précisément les progrès du traitement.
- La thérapie manuelle influence de manière mesurable les niveaux hormonaux, l'activité parasympathique et la circulation sanguine.
- Le taping kinésiologique utilise des bandes élastiques qui ressemblent en épaisseur et en élasticité à la couche de peau.
- La micromanipulation par le taping améliore la circulation sanguine et le drainage lymphatique grâce à un effet de levée de la peau.
- L'effet proprioceptif du taping optimise la conscience corporelle par une stimulation constante des récepteurs cutanés.
- Le massage shiatsu travaille systématiquement le long des méridiens avec une pression exercée par les doigts, les mains, les coudes et les genoux.
- L'acupression traite des points spécifiques comme "Vessie 60" pour soulager les tensions de manière ciblée.
- L'intégration des techniques de massage avec des exercices de conditionnement montre une efficacité thérapeutique particulière.

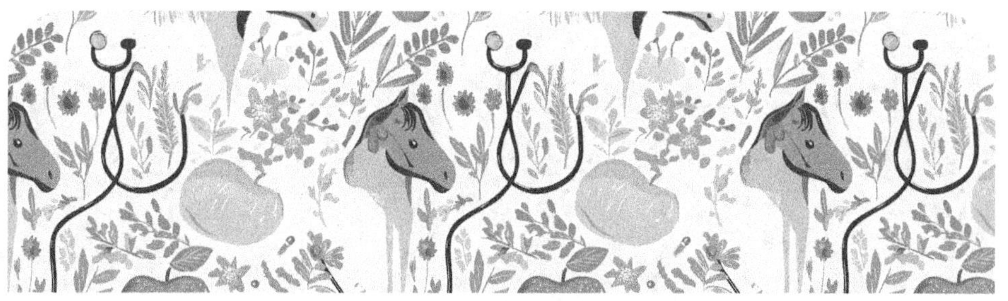

2. 3. Thérapies alternatives

a recherche de formes de thérapie efficaces et compatibles pour les chevaux préoccupe à la fois les vétérinaires et les propriétaires de chevaux. Alors que la médecine classique offre des méthodes de traitement indispensables, l'intérêt pour des approches thérapeutiques complémentaires ne cesse de croître. Mais quelles méthodes de traitement alternatives se sont établies en médecine équine ? Comment peut-on évaluer scientifiquement leur efficacité ? Et quel rôle peuvent-elles jouer dans le concept global de la santé équine ? Les sections suivantes examinent quatre formes de thérapie alternatives significatives - l'acupuncture, l'ostéopathie, l'homéopathie et la thérapie par les fleurs de Bach. Chacune de ces méthodes repose sur des fondements théoriques et des expériences pratiques propres. Une évaluation objective de leurs possibilités et de leurs limites aide les propriétaires de chevaux et les thérapeutes à prendre des décisions éclairées pour le bien-être de leurs animaux.

„L'acupuncture favorise de manière prouvée la libération de cellules souches mésenchymateuses dans la circulation sanguine, qui produisent à leur tour des protéines anti-inflammatoires et des opioïdes endogènes."

2. 3. 1. Acupuncture

'acupuncture, une méthode de guérison millénaire originaire de Chine, prend de plus en plus d'importance dans la médecine équine moderne [s92]. En tant que partie de la Médecine Vétérinaire Traditionnelle Chinoise (MVTC), elle repose sur le concept de Qi - l'énergie vitale - et vise à établir un équilibre harmonieux dans l'organisme [s93]. Lors de la mise en pratique, de très fines aiguilles sont placées à des points spécifiques du corps. Ces points d'acupuncture se caractérisent par une concentration particulièrement élevée de terminaisons nerveuses libres, artérioles, mastocytes et vaisseaux lymphatiques [s93]. Des études scientifiques ont montré que la stimulation de ces points entraîne une libération accrue d'endorphines, de substances anti-inflammatoires et d'hormones [s94]. Une approche particulièrement innovante est l'électroacupuncture, où un faible courant électrique est appliqué entre deux aiguilles [s92]. Cette variante moderne favorise la libération de cellules souches mésenchymateuses (CSMs) dans la circulation sanguine, qui à leur tour produisent des protéines anti-inflammatoires et des opioïdes endogènes [s95]. Le champ d'application de l'acupuncture chez les chevaux est remarquablement large. En médecine de la reproduction, elle est utilisée avec succès pour des problèmes tels que anœstrus, infections utérines ou libido réduite chez les étalons [s96]. Dans le traitement des maladies respiratoires, y compris l'asthme, l'acupuncture montre des résultats prometteurs [s97]. Elle a particulièrement fait ses preuves dans les troubles musculosquelettiques tels que la raideur du cou, les douleurs dorsales et les changements arthritiques [s92]. Une séance de traitement typique dure environ une heure, la plupart des chevaux tolérant bien la procédure et se relaxant pendant le traitement. Dans certains cas, une légère sédation peut être utile [s92]. Pour le succès du traitement, il est généralement nécessaire d'effectuer au moins trois séances [s92]. Un thérapeute expérimenté effectuera un examen myofascial approfondi avant le début du traitement et identifiera les points de déclenchement éventuels [s92]. Des expériences pratiques montrent que l'acupuncture est particulièrement efficace lorsqu'elle est utilisée comme thérapie complémentaire au traitement conventionnel [s98]. Par exemple, elle peut réduire le temps de guérison des blessures tendineuses ou renforcer l'efficacité des thérapies antidouleur classiques [s93]. Pour les maladies chroniques telles que l'arthrose, de nombreux propriétaires de chevaux rapportent une amélioration significative de la mobilité de leurs animaux et une réduction des médicaments antidouleur nécessaires. Un aspect important de la MVTC est l'examen individuel de chaque cheval. Selon ce concept, chaque animal a une personnalité spécifique liée aux cinq éléments, qui doit être prise en compte lors de la planification du traitement [s93]. Le thérapeute élabore un plan de traitement sur mesure, qui peut inclure diverses techniques telles que l'acupuncture classique, l'électroacupuncture, <u>aquapuncture</u> ou le massage des points d'acupuncture [s93]. Pour les propriétaires de chevaux, il est important de comprendre que l'acupuncture n'est pas une thérapie miracle et ne doit pas être utilisée comme méthode de traitement unique [s97]. Au contraire, elle déploie son meilleur effet dans le cadre d'un concept thérapeutique holistique qui inclut à la fois des méthodes de traitement traditionnelles et modernes [s98]. Le nombre croissant de centres spécialisés et de thérapeutes qualifiés [s99] rend cette forme de thérapie précieuse accessible à de nombreux propriétaires de chevaux aujourd'hui.

Glossaire

Anœstrus

Une phase d'inactivité sexuelle chez les juments, durant laquelle aucun symptôme de chaleur n'apparaît

Aquapuncture

Une variante de l'acupuncture où des liquides sont injectés dans des points d'acupuncture

Artériole

Petites artères d'un diamètre de 0,04 à 0,1 millimètre, qui régulent le flux sanguin dans les tissus

Cellule souche mésenchymateuse

Cellules particulières dans le corps qui peuvent se développer en différents types de tissus tels que l'os, le cartilage ou le tissu musculaire

Endorphine

Antidouleurs naturels du corps, également connus sous le nom d'hormones du bonheur, qui augmentent le bien-être

Mastocyte

Cellules immunitaires spéciales qui stockent des messagers importants et peuvent les libérer au besoin

Myofascial

Se réfère à la connexion entre les muscles et le tissu conjonctif qui les entoure

Point de déclenchement

Nœuds douloureux dans les muscles qui peuvent provoquer des douleurs irradiantes lorsqu'ils sont touchés

Qi

Une énergie vitale fondamentale selon la conception chinoise, qui circule à travers des voies invisibles (méridiens) dans le corps et régule ses fonctions

2. 3. 2. Ostéopathie

'ostéopathie représente une forme de thérapie manuelle holistique qui considère le corps comme une unité fonctionnelle et mise sur des processus de guérison naturels [s100]. Pour les chevaux, cette méthode de traitement s'est révélée particulièrement précieuse, car elle ne nécessite ni interventions invasives ni médicaments supplémentaires [s101]. Les principes fondamentaux du traitement ostéopathique reposent sur l'hypothèse que tous les systèmes corporels sont en étroite interrelation. Le thérapeute utilise ses mains formées pour détecter et traiter les dysfonctionnements du système musculo-squelettique, des organes internes et du système nerveux. Des techniques douces sont employées pour activer les capacités d'auto-guérison du corps. Un aspect essentiel de l'ostéopathie équine est l'examen initial détaillé. Le thérapeute observe d'abord le cheval au repos et en

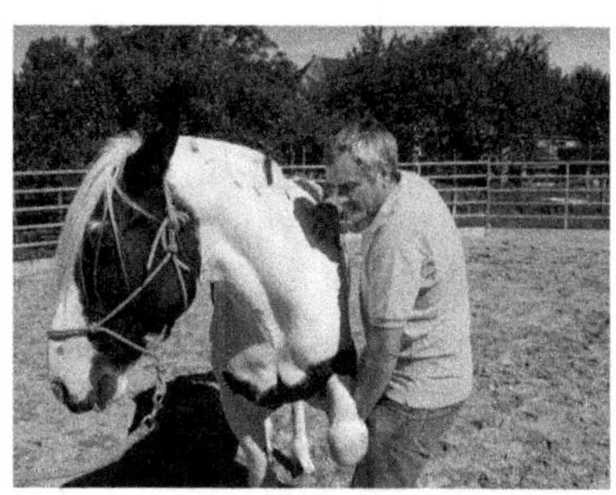

Ostéopathie [i47]

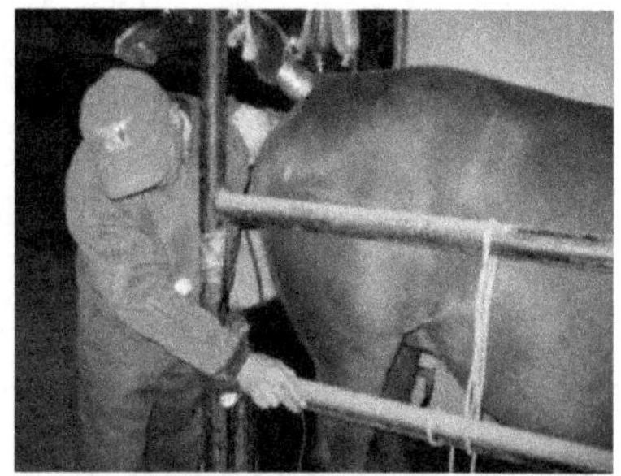

Palpation [i48]

mouvement pour identifier des asymétries ou des restrictions de mouvement. Ensuite, une palpation systématique de l'ensemble du corps est effectuée. La réaction du cheval à certains touchers est particulièrement révélatrice - un retrait ou une esquive peut indiquer des zones douloureuses. Le traitement lui-même comprend diverses techniques telles que des mobilisations douces, des mouvements rythmiques et des techniques d'impulsion spécifiques. Un ostéopathe expérimenté ne se contentera pas de traiter la région douloureuse évidente d'un cheval souffrant de problèmes de dos, mais cherchera également des causes possibles dans d'autres parties du corps. Par exemple, des malpositions dans la région pelvienne peuvent entraîner des tensions dans le dos. Des études scientifiques démontrent les effets positifs du traitement ostéopathique. Il a été prouvé que la thérapie peut augmenter le seuil nociceptif chez les chevaux avec et sans douleurs dorsales [s101].

Cela signifie pratiquement une tolérance à la douleur améliorée et une mobilité accrue. Les avantages du traitement ostéopathique sont multiples. En plus d'améliorer l'état de santé général et le bien-être émotionnel, les chevaux traités bénéficient d'une meilleure mobilité articulaire et d'une récupération optimisée après des blessures [s102]. Particulièrement intéressant pour les chevaux de sport est la possibilité d'augmenter la performance et de minimiser le risque de blessures grâce à des traitements ostéopathiques réguliers. Un aspect important de l'ostéopathie équine moderne est l'intégration de l'ostéopathie crânienne [s102]. Cette forme subtile de traitement s'occupe des mouvements fins des os du crâne et de leur influence sur l'ensemble du système. En cas de peur du contact ou après des traitements dentaires, cette technique spéciale peut être très utile. Pour un traitement réussi, la collaboration entre l'ostéopathe, le vétérinaire et le propriétaire du cheval est essentielle. Le propriétaire doit respecter certaines règles de comportement après le traitement : le cheval ne doit pas fournir d'efforts intenses pendant 24 à 48 heures, mais un léger mouvement est bénéfique. Il est également conseillé de travailler sur un sol souple pour permettre au corps de se réorganiser. L'organisation professionnelle pour les ostéopathes équins, fondée en 2013, contribue à l'évolution continue de cette forme de thérapie par la recherche et la formation continue [s100]. Cela garantit des normes de qualité élevées et une amélioration continue des méthodes de traitement. Il est important pour les propriétaires de chevaux de savoir que l'ostéopathie peut être utilisée à la fois de manière préventive et thérapeutique. Des contrôles réguliers peuvent aider à détecter et traiter les problèmes à un stade précoce, avant qu'ils ne se manifestent. En cas de plaintes aiguës, il est recommandé de consulter d'abord un vétérinaire avant d'utiliser le traitement ostéopathique comme thérapie complémentaire.

2. 3. 3. Homéopathie

a homéopathie en tant que thérapie complémentaire dans la médecine équine est un sujet de débat. Alors que certains thérapeutes et propriétaires de chevaux rapportent des expériences positives, des organisations vétérinaires telles que le Royal College of Veterinary Surgeons et la British Veterinary Association recommandent la prudence dans son utilisation [s103]. Un principe central du traitement homéopathique est la thérapie individuelle. Cela implique que ce ne sont pas principalement les symptômes de la maladie qui sont pris en compte, mais l'ensemble de l'apparence du cheval - y compris ses comportements, préférences et aversions - dans la recherche du remède [s104]. Cette approche holistique peut être particulièrement significative dans le traitement des troubles du comportement. Une étude intéressante montre des résultats concernant le traitement des comportements stéréotypés chez les chevaux. Des remèdes homéopathiques spécifiques ont été choisis en fonction de la constitution individuelle et du problème de comportement respectif. L'application quotidienne a conduit à des améliorations mesurables du comportement des animaux [s105]. Lors de la mise en œuvre pratique, il est important que les propriétaires de chevaux administrent les remèdes régulièrement et selon un schéma établi. La documentation des changements de comportement dans un journal de thérapie peut être très utile. Un rapport de cas remarquable décrit le traitement réussi d'un cheval avec une cicatrisation des plaies résistante à la thérapie. Après un traitement conventionnel infructueux d'une plaie profonde à la jambe, la thérapie alternative a conduit à une guérison complète en cinq semaines. Le suivi sur un an n'a montré aucun cas de rechute [s106]. De tels rapports de cas peuvent fournir des indications importantes pour de futures recherches, mais ne remplacent pas des études systématiques. L'évaluation scientifique de l'homéopathie en médecine vétérinaire est difficile. De nombreuses études contrôlées randomisées n'ont jusqu'à présent pas pu démontrer d'effets dépassant l'effet placebo [s103]. Cela conduit à la recommandation d'utiliser les traitements homéopathiques uniquement en complément de thérapies basées sur des preuves et non comme méthode de traitement unique [s103]. Pour les propriétaires de chevaux et les thérapeutes, il est important de savoir que l'utilisation de remèdes homéopathiques ne doit pas remplacer le traitement vétérinaire, mais seulement le compléter. En cas de maladies aiguës ou graves, un diagnostic vétérinaire doit toujours être établi en premier lieu. La décision d'opter ou non pour un traitement homéopathique complémentaire doit être prise en concertation avec le vétérinaire traitant. Une base de données croissante d'études cliniques et de rapports de cas sur l'homéopathie vétérinaire sert de ressource pour de futures recherches [s107]. Face à des défis mondiaux tels que l'augmentation de la résistance aux antibiotiques, il existe un besoin urgent d'études scientifiques de haute qualité pour mieux comprendre le rôle de l'homéopathie dans la médecine équine moderne [s106]. Pour une application pratique, une approche structurée est recommandée : tout d'abord, une <u>anamnèse</u> approfondie doit être réalisée, prenant en compte non seulement les plaintes actuelles, mais aussi le tempérament du cheval, ses habitudes de vie et ses antécédents médicaux. Le choix des remèdes se fait ensuite selon le principe de similitude par un thérapeute qualifié. Le traitement nécessite de la patience, mais peut conduire à des résultats positifs s'il est appliqué de manière cohérente [s105].

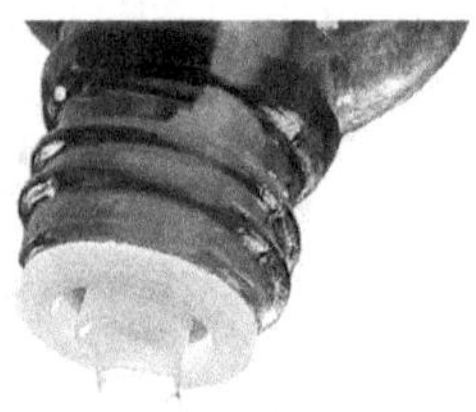

Homéopathie [i49]

Anamnèse

L'interrogatoire systématique sur les antécédents d'une maladie, y compris tous les événements de santé pertinents et les circonstances de vie.

Constitution

L'ensemble des caractéristiques physiques et psychologiques d'un être vivant, qui déterminent sa constitution individuelle et sa résistance.

Homéopathie

Une méthode de guérison alternative fondée par Samuel Hahnemann, qui repose sur le principe 'Similaires sont guéris par des similaires' et utilise des substances fortement diluées.

2. 3. 4. Fleurs de Bach

es fleurs de Bach, développées dans les années 1930 par le Dr. Bach, représentent une forme douce de thérapie alternative qui cible particulièrement la santé émotionnelle des chevaux [s108]. Le système repose sur 38 essences florales différentes, extraites de plantes spécifiques, d'arbres et, dans certains cas, de minéraux [s109]. Ces essences totalement non toxiques peuvent soutenir naturellement l'équilibre émotionnel et physique du cheval. L'idée fondamentale de cette forme de thérapie repose sur l'approche holistique, selon laquelle les maladies physiques ont une composante émotionnelle et doivent donc être traitées de manière globale [s110]. Cela fait des fleurs de Bach une option thérapeutique complémentaire précieuse, en particulier pour les problèmes comportementaux et émotionnels.

Le champ d'application chez les chevaux est remarquablement large. Les fleurs de Bach se sont particulièrement révélées efficaces pour :
- Comportement de toilettage excessif
- Problèmes de dominance au sein du troupeau
- Anxiété de séparation
- État de choc
- Phases de récupération après des opérations [s110]

L'application pratique est simple. Les essences peuvent être administrées directement sur la langue ou les gencives du cheval, ou ajoutées à son eau de boisson. La posologie recommandée est de deux à quatre applications par jour [s109]. Lors de l'utilisation dans l'eau de boisson, environ 10 gouttes par récipient d'eau sont recommandées, le risque de surdosage étant considéré comme très faible [s111]. Une particularité de la thérapie par les fleurs de Bach est la possibilité de composition individuelle. Chacune des 38 essences florales cible un état émotionnel spécifique [s108]. Un thérapeute expérimenté, après une analyse approfondie du caractère du cheval et des problèmes présents, élaborera une combinaison sur mesure de différentes essences. Le mélange Rescue, une combinaison spéciale de cinq essences florales, a particulièrement fait ses preuves dans des situations de stress aigu. Il aide à rétablir l'équilibre émotionnel et peut être utilisé, par exemple, avant des compétitions ou des transports [s109]. Les premiers effets se manifestent généralement après une à deux semaines d'application régulière [s109]. Pour des résultats durables, une durée de traitement d'au moins trois mois est recommandée [s112]. La thérapie peut être facilement combinée avec d'autres formes de traitement [s113], ce qui en fait un complément précieux à la médecine vétérinaire conventionnelle. Particulièrement intéressant est l'utilisation des fleurs de Bach dans la prévention de la santé. Elles peuvent aider à corriger les déséquilibres émotionnels à un stade précoce, avant qu'ils ne se manifestent par des symptômes physiques. Cela en fait un outil précieux dans la gestion globale de la santé des chevaux. L'acceptation croissante de cette forme de thérapie se manifeste également par le fait que de plus en plus de cliniques vétérinaires et d'organisations de protection des animaux utilisent les fleurs de Bach comme alternative douce pour soutenir les animaux ayant des problèmes émotionnels [s113]. Il est particulièrement apprécié que la personnalité naturelle du cheval soit préservée et que seuls les comportements indésirables soient harmonisés.

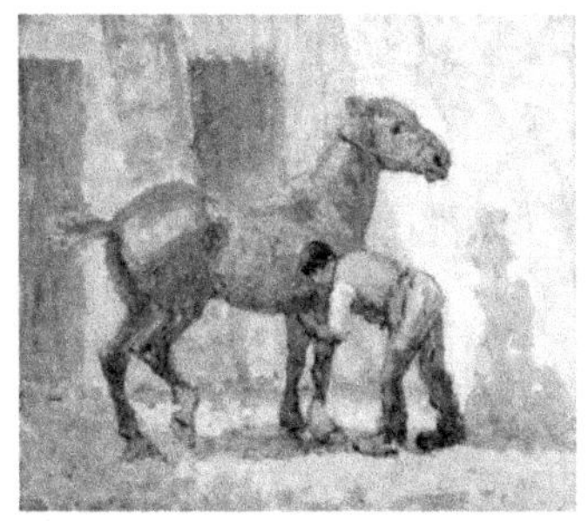

comportement de toilettage [i50]

holistique

Approche qui considère tous les aspects d'un système dans son ensemble, plutôt que de les analyser individuellement.

Comportement de toilettage

Comportement naturel de soin chez les chevaux, où ils se toilettent mutuellement ou se grattent eux-mêmes. Sert à l'entretien du pelage et au lien social.

Résumé - 2. 3. Thérapies alternatives

- L'acupuncture entraîne la libération prouvée de cellules souches mésenchymateuses et d'opioïdes endogènes.

- L'électroacupuncture renforce l'effet thérapeutique par de faibles courants électriques entre les aiguilles.

- Les points d'acupuncture présentent une forte concentration de petites artères, de mastocytes et de vaisseaux lymphatiques.

- Le traitement ostéopathique augmente le seuil nociceptif mécanique chez les chevaux souffrant de douleurs dorsales.

- L'ostéopathie crânienne traite les mouvements subtils des os du crâne et leurs effets systémiques.

- Une palpation systématique de l'ensemble du corps du cheval permet d'identifier les dysfonctionnements.

- Les traitements homéopathiques ont montré des succès dans des études concernant des comportements stéréotypés basés sur la constitution individuelle.

- La documentation des changements de comportement dans un journal de thérapie est essentielle pour le traitement homéopathique.

- Les fleurs de Bach se composent de 38 essences florales différentes et visent principalement la santé émotionnelle.

- Le mélange Rescue, composé de cinq essences florales spécifiques, est utilisé avec succès dans des situations de stress aigu.

- Un comportement de toilettage excessif peut être positivement influencé par une thérapie ciblée aux fleurs de Bach.

- Les herbes médicinales comme le thym et l'eucalyptus agissent efficacement contre les maladies respiratoires grâce à leurs huiles essentielles.
- Le curcuma soluble dans l'eau réduit de manière prouvée la production de composés oxygénés nocifs.
- La combinaison de menthe et de fenouil soutient de manière synergique l'élimination des mucosités.
- Le pissenlit optimise la production d'acide gastrique et soutient les mouvements naturels de l'intestin.
- La luzerne agit comme un tampon naturel dans le tractus digestif et favorise la digestion des fibres.
- La relaxation myofasciale cible les adhérences dans le tissu conjonctif par une pression contrôlée.
- L'électro-acupuncture favorise la libération de cellules souches mésenchymateuses dans la circulation sanguine.
- L'ostéopathie crânienne traite les mouvements subtils des os du crâne et leurs effets systémiques.
- Les traitements homéopathiques ont montré dans des études des améliorations mesurables des comportements stéréotypés.
- Les fleurs de Bach soutiennent de manière prouvée l'équilibre émotionnel, en particulier dans des situations de stress comme les tournois.
- Le mélange Rescue composé de cinq fleurs de Bach spécifiques aide de manière aiguë à rétablir l'équilibre émotionnel.
- Bien que ces méthodes de guérison naturelles montrent des succès impressionnants, des soins médicaux de base solides restent néanmoins essentiels - la manière dont cela devrait se présenter sera abordée dans le chapitre suivant.

3. Soins médicaux de base

es soins médicaux de base pour les chevaux nécessitent des connaissances approfondies, une planification minutieuse et une action rapide en cas d'urgence. Mais quels matériaux devraient être présents dans une trousse de secours bien équipée pour écurie ? Comment reconnaître les premiers signes de coliques et quelles mesures immédiates doivent être prises ? La prévention régulière de la santé par des vaccinations, des vermifuges et des contrôles dentaires constitue le fondement d'une vie saine pour les chevaux. Cela soulève la question de la fréquence optimale de ces mesures et de leur bonne exécution. Les soins quotidiens des sabots jouent également un rôle central - mais quels aspects doivent être particulièrement pris en compte ? Les chapitres suivants transmettent des connaissances essentielles sur les soins médicaux de base pour les chevaux et fournissent des recommandations concrètes pour les situations d'urgence. Car seuls ceux qui sont préparés et qui connaissent les principaux signaux d'alerte peuvent réagir correctement au moment décisif et offrir à leur cheval les meilleurs soins possibles.

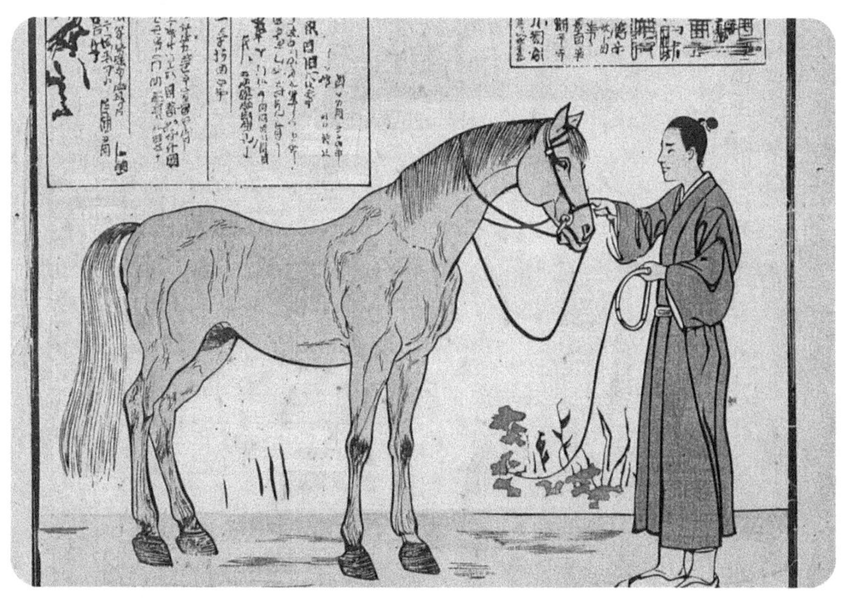

3. 1. Pharmacie d'écurie

a pharmacie de l'écurie constitue le cœur des soins médicaux de base dans une écurie. Mais que doit-on vraiment y inclure ? Comment organiser de manière judicieuse les différents matériaux ? Et quels aspects juridiques doivent être pris en compte lors du stockage des médicaments ? Une pharmacie d'écurie bien pensée permet non seulement une intervention rapide en cas d'urgence, mais soutient également les soins quotidiens de la santé des chevaux. L'organisation systématique des matériaux de bandage, des médicaments et des désinfectants joue un rôle central. Il est tout aussi important de contrôler régulièrement les stocks et les dates de péremption. Les sections suivantes montrent en détail comment vous pouvez aménager votre pharmacie d'écurie de manière professionnelle et la maintenir fonctionnelle à long terme - afin d'être parfaitement préparé en cas de besoin.

„Une pharmacie de ferme bien équipée est indispensable pour tout propriétaire de chevaux, car elle permet les premiers secours en cas d'urgence et soutient les soins quotidiens de santé.“

3. 1. 1. Équipement de base

ne pharmacie d'écurie bien équipée est indispensable pour tout propriétaire de cheval, car elle permet les premiers secours en cas d'urgence et soutient les soins quotidiens de santé. L'équipement de base doit être soigneusement assemblé et vérifié régulièrement [s114]. Les éléments essentiels comprennent d'abord les matériaux de bandage. Cela inclut des bandages élastiques et non élastiques de différentes largeurs, des compresses stériles, de la ouate de bandage et des bandages auto-adhésifs. Ceux-ci doivent toujours être disponibles en quantité suffisante et en différentes tailles. Pour les soins des blessures, des solutions antiseptiques sont indispensables. Il est conseillé d'avoir à la fois des désinfectants colorants (par exemple, à base d'iode) et non colorants, car certaines blessures nécessitent un contrôle régulier qui pourrait être compliqué par une peau colorée [s114]. Un autre aspect important est la documentation et l'organisation des contacts d'urgence. Créez une liste imperméable avec tous les numéros de téléphone importants, en particulier celui de votre vétérinaire et des cliniques équines à proximité. Cette liste doit être affichée de manière bien visible dans la pharmacie d'écurie. Complétez-la avec les adresses des établissements, afin de ne pas perdre de temps précieux à chercher ces informations en cas d'urgence [s115]. Pour les blessures aiguës, un pack de glace est indispensable [s115]. Gardez à la fois des compresses de froid instantanées et des packs de refroidissement réutilisables à disposition. Ceux-ci doivent être disponibles en différentes tailles pour pouvoir refroidir efficacement aussi bien les petites blessures que des zones plus grandes comme les articulations. Le stockage des médicaments nécessite une attention particulière. Tous les médicaments doivent être conservés dans un placard fermé, sec et frais. Tenez une liste des médicaments disponibles, de leurs dates d'expiration et de leurs domaines d'application. Vérifiez cette liste chaque mois et remplacez les médicaments périmés ou bientôt périmés en temps utile [s114]. Pour les situations d'urgence, il est important de disposer d'une réserve de nourriture de base. Stockez suffisamment de foin pour au moins trois jours ainsi qu'une petite quantité de l'aliment concentré habituel. Assurez-vous qu'il y a suffisamment d'eau disponible même en cas de coupure de courant. Un stock d'au moins 30 litres par cheval doit toujours être prêt [s114]. Il est particulièrement important de conserver tous les documents de manière appropriée. Créez un dossier étanche dans lequel vous conservez des copies de tous les documents importants : passeport équin, certificats de vaccination, résultats de laboratoire récents et preuves de propriété. Scannez également ces documents et enregistrez-les numériquement pour avoir un accès rapide en cas d'urgence [s114]. Il s'est avéré pratique d'établir un système d'organisation clair. Divisez la pharmacie d'écurie en zones clairement étiquetées : matériel de bandage, médicaments, refroidissement et documents. Étiquetez tous les compartiments de manière claire et créez un plan de situation afin que d'autres personnes puissent tout trouver rapidement en cas d'urgence. L'entretien régulier de la pharmacie d'écurie doit être effectué à un rythme fixe. Établissez un calendrier d'entretien et vérifiez chaque mois l'inventaire, les dates d'expiration et l'état de tous les matériaux. Documentez ces contrôles par écrit pour garder une vue d'ensemble et pouvoir commander des fournitures à temps.

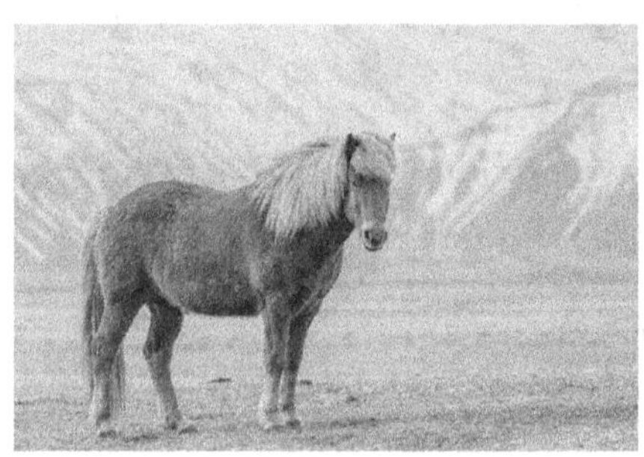

Médicaments [i51]

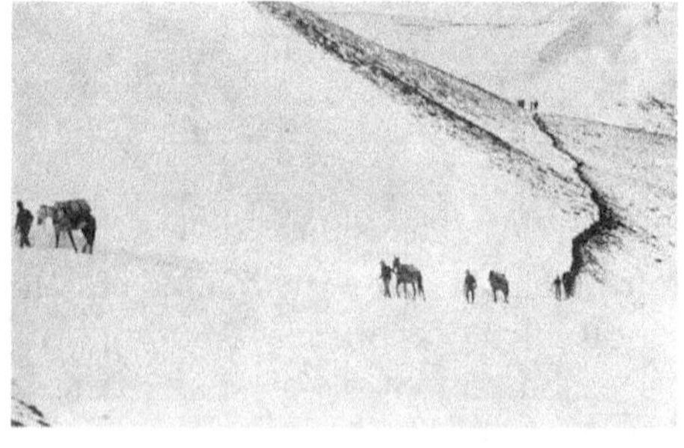

Poche de glace [i52]

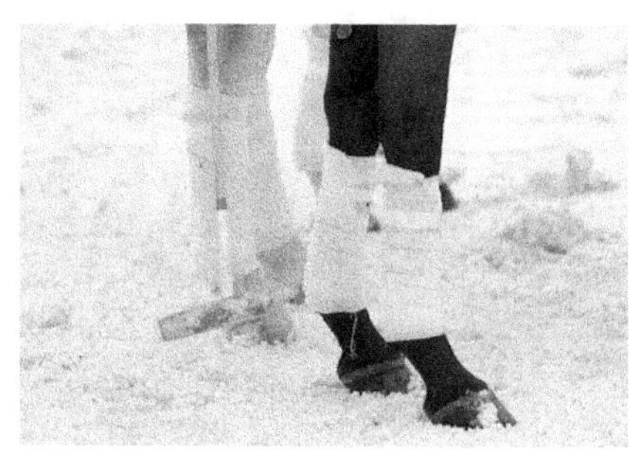

Matériel de pansement [i53]

3. 1. 2. Matériel de pansement

ne prise en charge professionnelle des blessures chez le cheval nécessite un matériel de pansement de haute qualité et soigneusement sélectionné. Le choix et l'application appropriés des différents matériaux sont essentiels pour le succès de la guérison. Pour les soins de base des blessures, des compresses stériles de différentes tailles sont indispensables. Celles-ci doivent être emballées individuellement pour éviter les contaminations. Lors de l'application, il est important que la compresse couvre largement les bords de la plaie. En règle générale, la compresse doit dépasser d'au moins 2-3 cm les bords de la plaie. La ouate de protection joue un rôle important lors de la pose de bandages de protection. Elle répartit la pression de manière uniforme et empêche les bandages externes de s'enfoncer. En particulier pour les bandages sur les membres, un rembourrage suffisant est essentiel. La ouate doit être appliquée en plusieurs couches, chaque couche étant maintenue en place par un bandage de fixation lâche. Les bandages élastiques constituent un autre élément indispensable des matériaux de pansement. Ils permettent un bandage flexible mais stable. Lors de l'application, la tension correcte est décisive : des bandages trop serrés peuvent nuire à la circulation sanguine, tandis que des bandages trop lâches glissent. En guise d'orientation : le bandage doit pouvoir être enfoncé d'environ un doigt. Les bandages auto-adhésifs se sont révélés particulièrement efficaces pour la fixation des pansements. Ils ne collent pas à la peau ou au pelage, mais adhèrent très bien à eux-mêmes. Cela permet un maintien sûr sans moyens de fixation supplémentaires. Lors de l'application, le bandage doit être enroulé avec une légère tension et de manière chevauchante. La fréquence des changements de bandage dépend du type et de l'état de la plaie [s116]. Les blessures fortement suintantes nécessitent des changements plus fréquents que les blessures sèches et bien cicatrisées. À chaque changement de bandage, la plaie doit être soigneusement nettoyée avec des solutions antiseptiques [s117]. Des tampons stériles ou des lingettes antiseptiques sont particulièrement adaptés pour un nettoyage doux. Dans des cas particuliers, des plâtres peuvent également être nécessaires [s116]. Ceux-ci offrent une stabilité maximale et réduisent considérablement la fréquence des changements de bandage. Cependant, les plâtres ne doivent être appliqués que sous la supervision d'un vétérinaire, idéalement avec une surveillance stationnaire du cheval. Pour le stockage approprié du matériel de pansement, un placard sec et sans poussière est idéal. Tous les matériaux doivent être conservés dans des contenants hermétiques ou leur emballage d'origine. Un agencement systématique par usage facilite la recherche rapide en cas de besoin. Le contrôle régulier des stocks est essentiel. Il ne faut pas seulement vérifier la quantité, mais aussi l'état des matériaux. Les matériaux sales ou endommagés doivent être immédiatement écartés. Comme règle générale pour l'équipement minimum : il devrait y avoir au moins trois ensembles complets de pansements par cheval. Un conseil pratique pour les urgences : préparez une "trousse de premiers secours" dans une boîte étanche que vous pouvez également emporter lors de vos sorties. Celle-ci doit être compacte mais complète et contenir au minimum des compresses, un bandage élastique et des lingettes antiseptiques. La documentation correcte des changements de bandage est importante pour le suivi. Notez la date, les matériaux utilisés et les observations concernant la guérison de la plaie. Ces informations sont particulièrement précieuses pour le vétérinaire traitant et permettent d'adapter au mieux le traitement.

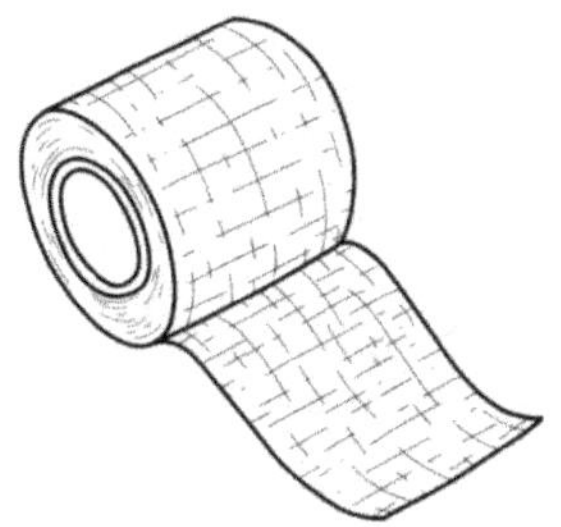

Bandes auto-adhésives [i54]

Glossaire

Contamination

Contamination par des agents pathogènes ou d'autres substances nuisibles pouvant entraîner des infections lors des soins des blessures

antiseptique

Propriété des agents qui tuent les germes ou inhibent leur multiplication sans nuire aux tissus

3. 1. 3. Médicaments

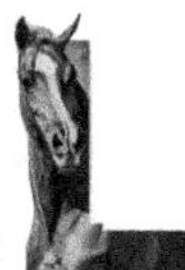

a manipulation et le stockage appropriés des médicaments dans la pharmacie équestre nécessitent une attention particulière et un sens des responsabilités. En principe, les médicaments ne doivent être utilisés et conservés qu'en accord avec le vétérinaire traitant [s118]. Cela est particulièrement vrai pour les médicaments soumis à prescription. Un élément clé de la gestion des médicaments est le vermifuge régulier des chevaux. Un plan de vermifugation individuel doit être établi, basé sur la charge parasitaire de chaque cheval. L'efficacité du vermifuge est vérifiée par des examens fécaux réguliers, au cours desquels les œufs par gramme de selles (<u>EPG</u>) sont déterminés [s119]. Pour les poulains, le vermifuge commence dès l'âge de deux mois, certains principes actifs ne pouvant être utilisés qu'à partir du cinquième mois de vie [s119]. Une prudence particulière est de mise lors de l'utilisation de sédatifs. Ceux-ci ne doivent être administrés que par un vétérinaire et uniquement lorsque cela est médicalement nécessaire [s120]. Avant les voyages ou les transports, il convient d'être particulièrement prudent avec l'administration de médicaments, car des réactions inattendues peuvent survenir. Une bonne pratique consiste à documenter le poids du cheval avant le départ, afin de mieux évaluer d'éventuels changements de santé [s120]. Lors de l'acquisition de médicaments, il est essentiel d'utiliser uniquement des sources d'approvisionnement réglementées et fiables [s118]. L'utilisation de médicaments non approuvés ou non autorisés par le vétérinaire est strictement à éviter. Cela s'applique également aux médicaments qui s'écartent de leur utilisation autorisée. Les vétérinaires ont la possibilité de choisir parmi un large éventail de médicaments approuvés, conditionnellement approuvés ou indiqués [s121]. Dans certains cas, des <u>médicaments compactés</u> peuvent également être utilisés, mais uniquement s'ils proviennent de produits approuvés ou de la liste officielle des <u>médicaments en vrac</u>. L'utilisation de tels préparations doit cependant être limitée aux cas où aucune autre option de traitement approuvée n'est disponible [s121].

Un conseil pratique pour l'organisation des médicaments est de tenir un livre de médicaments. Les informations suivantes doivent y être documentées :
- Nom du médicament
- Numéro de lot
- Date d'expiration
- Champ d'application
- Dosage
- Date d'application
- Cheval traité
- Succès du traitement

Le stockage des médicaments doit se faire dans les conditions spécifiées par le fabricant. De nombreux préparations nécessitent un environnement frais et sombre. Un cabinet à médicaments verrouillable avec une zone de refroidissement intégrée s'est avéré efficace en pratique. Le contrôle régulier des dates d'expiration et l'élimination immédiate des médicaments périmés sont essentiels. Dans le traitement des maladies respiratoires, il a été démontré que le choix du bon antibiotique est crucial pour le succès du traitement [s122]. La décision d'utiliser un certain préparat doit toujours être basée sur l'expérience du vétérinaire traitant et, si possible, sur un antibiogramme.

Antibiogramme

Un test de laboratoire pour déterminer la sensibilité des bactéries à différents antibiotiques, afin d'identifier le traitement le plus efficace

EPG

Unité de mesure pour déterminer l'infestation par les vers, qui est établie par l'examen microscopique des selles et sert de base à la stratégie de vermifugation

compacté

Médicaments spécialement préparés et compressés, permettant une meilleure manipulation ou dosage

Médicament en vrac

Matières premières médicamenteuses en plus grandes quantités, utilisées par les pharmacies pour la fabrication de médicaments individuels

3. 1. 4. Désinfectants

es désinfectants jouent un rôle central dans la pharmacie d'écurie et sont indispensables pour la santé des chevaux. Le choix et l'application appropriés de ces produits sont cruciaux pour leur efficacité [s123]. On distingue fondamentalement différents types de désinfectants, qui doivent être sélectionnés en fonction de leur domaine d'application et des exigences. Les désinfectants phénoliques se sont particulièrement révélés efficaces, car ils restent actifs même en présence de matières organiques telles que les excréments ou la litière [s124]. Cela est particulièrement important, car de nombreux agents pathogènes tels que <u>les rotavirus</u> ou <u>les salmonelles</u> peuvent survivre dans des matières organiques [s125]. Pour l'hygiène quotidienne de l'écurie et en cas d'épidémies, une approche systématique est nécessaire. Les quatre étapes essentielles sont : 1. Élimination complète de toute matière organique 2. Nettoyage avec du savon et rinçage soigneux à l'eau 3. Séchage complet des surfaces 4. Application du désinfectant en respectant le temps de contact prescrit [s126] Lors de la manipulation des désinfectants, le dosage correct est décisif. Chaque produit doit être dilué et appliqué conformément aux instructions du fabricant. Une concentration trop faible peut nuire à l'efficacité, tandis qu'une concentration trop élevée peut être nocive pour la santé [s127]. En cas d'épidémie, des mesures d'hygiène particulières sont nécessaires. Les chevaux infectés doivent être isolés et toutes les surfaces de contact désinfectées. Des outils séparés tels que des balais, des pelles et des fourches doivent être utilisés pour les zones infectées [s128]. Pour l'hygiène des mains entre les contacts avec les chevaux, les <u>iodophores</u> ou les désinfectants pour les mains à base d'alcool sont particulièrement adaptés [s128]. Les équipements nécessitent une attention particulière. Les brides, licols et autres pièces d'équipement doivent être régulièrement nettoyés et désinfectés. La méthode suivante s'est révélée efficace : d'abord un nettoyage mécanique approfondi, puis un essuyage avec un chiffon désinfectant approprié ou un spray désinfectant, suivi d'un séchage avec un chiffon propre [s127].

Lors du choix du désinfectant, plusieurs facteurs doivent être pris en compte :
- Spectre d'action contre des agents pathogènes spécifiques
- Compatibilité avec les matériaux à désinfecter
- Biodégradabilité
- Rentabilité [s125]

Pour la pharmacie d'écurie, il est recommandé de disposer de différents désinfectants :
- Un préparat phénolique pour la désinfection générale de l'écurie
- Un iodophore pour la désinfection des mains et le nettoyage des instruments
- Un désinfectant pour les mains à base d'alcool pour une désinfection rapide entre les contacts

Le stockage approprié des désinfectants doit se faire dans un placard séparé et verrouillable, à l'écart des médicaments et des matériaux de bandage. Tous les contenants doivent être clairement étiquetés et l'étiquette d'origine avec les instructions d'utilisation doit être conservée [s127].

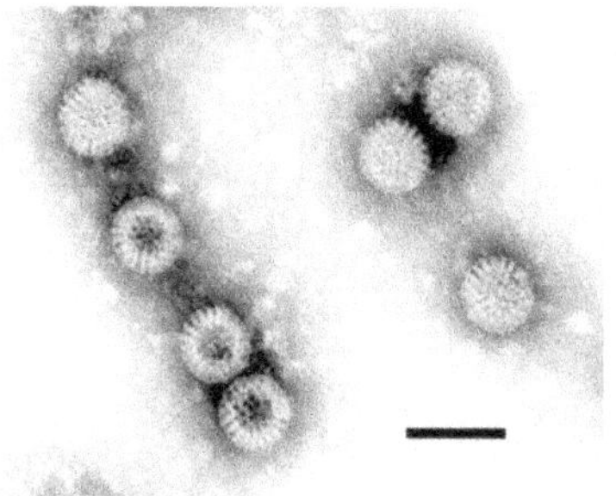

Rotaviren [i55]

Glossaire

Iodophor

Une forme spéciale de désinfectant contenant de l'iode dans une liaison stable avec une molécule porteuse. Il se colore de manière caractéristique en brun et a une durée d'action particulièrement longue.

Rotavirus

Un groupe de virus qui peuvent provoquer des diarrhées sévères, en particulier chez les jeunes poulains. Ils sont très résistants et peuvent survivre plusieurs mois dans l'environnement.

Salmonelle

Des bactéries qui peuvent provoquer de graves maladies gastro-intestinales chez les chevaux. Elles sont particulièrement dangereuses car elles peuvent également être transmissibles à l'homme et se propager rapidement dans l'écurie.

Résumé - 3. 1. Pharmacie d'écurie

- La pharmacie de l'écurie nécessite au moins trois ensembles de bandages complets par cheval.
- Les désinfectants phénoliques restent efficaces même en contact avec des matériaux organiques tels que la litière.
- Le vermifuge des poulains commence à l'âge de deux mois, certains principes actifs ne sont autorisés qu'à partir du cinquième mois de vie.
- Les médicaments comprimés ne doivent provenir que de produits autorisés ou de la liste officielle des substances médicamenteuses en vrac.
- Les compresses stériles doivent dépasser les bords de la plaie de 2 à 3 cm.
- L'efficacité du vermifuge est contrôlée par la détermination de l'EPG (œufs par gramme de fèces).
- Un approvisionnement en eau d'au moins 30 litres par cheval doit toujours être disponible.
- Les iodophores sont particulièrement adaptés pour la désinfection des mains entre les contacts avec les chevaux.
- La tension du bandage doit être choisie de manière à ce qu'il puisse encore être enfoncé d'environ un doigt.
- En cas d'épidémies, des outils séparés tels que des balais et des fourches à fumier doivent être utilisés pour les zones infectées.

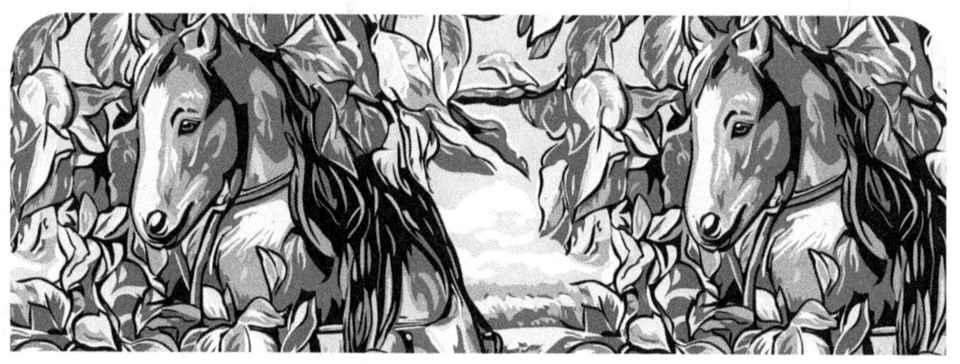

3. 2. Premiers secours

Dans des situations critiques, quelques minutes peuvent souvent décider de la santé ou même de la vie d'un cheval. Mais comment un propriétaire de cheval peut-il reconnaître la gravité de la situation ? Quand une action rapide est-elle nécessaire et quand une intervention précipitée pourrait-elle aggraver la situation ? Les premiers secours pour les chevaux nécessitent à la fois des connaissances solides et la capacité d'agir de manière réfléchie en situation de stress. De la gestion appropriée des blessures à la détection précoce des signes de coliques, en passant par des mesures d'urgence salvatrices - une bonne préparation et la compréhension des principes fondamentaux peuvent être décisives. Ce chapitre transmet des connaissances essentielles aux propriétaires de chevaux pour qu'ils puissent réagir de manière compétente en cas d'urgence tout en reconnaissant leurs propres limites. Les mesures présentées sont basées sur des connaissances vétérinaires actuelles et ont été préparées pour une application pratique.

„Lors des premiers soins d'une plaie, il convient de poser un nouveau matériau sur un bandage bien imprégné sans retirer l'ancien, afin de ne pas détruire les caillots sanguins nouvellement formés.“

3. 2. 1. Soins des plaies

a prise en charge rapide et compétente des plaies est particulièrement importante chez les chevaux, car ces animaux sont très susceptibles aux blessures en raison de leur nature [s129]. La gravité d'une plaie peut être trompeuse : de grandes blessures saignantes apparaissent souvent plus dramatiques qu'elles ne le sont, tandis que de petites plaies près des articulations ou des tendons peuvent être plus graves [s130]. Lors des premiers secours d'une plaie, il est essentiel de garder son calme et de rassurer le cheval [s131]. Si possible, l'animal doit être amené dans un box propre et sec ou dans un endroit calme. Un seau de nourriture peut aider à distraire le cheval et à le garder calme. Il est conseillé de faire appel à une seconde personne pour aider avant de commencer l'évaluation de la plaie ou les premiers secours. La cicatrisation des plaies se déroule en plusieurs phases : inflammation, migration cellulaire, dépôt de tissu et contraction de la peau [s132]. Pour permettre une cicatrisation optimale, les plaies doivent idéalement être suturées dans les six heures [s132]. Lors des premiers secours, il convient de suivre les étapes suivantes : 1. Pour les plaies saignantes, exercer une pression uniforme avec un bandage stérile et absorbant. Important : si le bandage est imbibé de sang, ajouter du matériel frais sans retirer l'ancien pour ne pas détruire les caillots sanguins nouvellement formés [s129]. 2. Après l'arrêt du saignement, évaluer la plaie en fonction de sa localisation, de sa profondeur et de sa gravité. Pour le nettoyage, une solution saline à 0,9 % est appropriée [s132]. L'eau du robinet peut également être utilisée, mais avec prudence pour les plaies près des articulations ou des tendons [s132]. 3. Pour les plaies fortement contaminées, une solution de lavage antimicrobienne contenant de l'iode peut être utilisée [s133]. Le jet d'eau ne doit pas être trop fort pour éviter de pousser les impuretés plus profondément dans la plaie [s131].

Un vétérinaire doit être consulté immédiatement en cas de :
- Saignements importants
- Plaies traversant toute l'épaisseur de la peau
- Blessures près des articulations ou des tendons
- Structures plus profondes visibles
- Plaies fortement contaminées [s130]

Jusqu'à l'arrivée du vétérinaire, aucun analgésique ne doit être administré, car cela peut compliquer l'évaluation de la plaie [s129]. L'application de médicaments topiques doit également être évitée dans un premier temps [s132]. Un bandage correct se compose de trois couches : 1. Couche primaire : contact direct avec la plaie 2. Couche secondaire : protection 3. Couche tertiaire : fixation et compression [s129]

Chaque propriétaire de cheval devrait avoir une trousse de premiers secours bien équipée pour les soins des plaies. Celle-ci devrait contenir :
- Bandages stériles
- Solutions antiseptiques
- Bandages
- Seau propre
- Ciseaux
- Thermomètre
- Grandes serviettes
- Numéro de téléphone actuel du vétérinaire [s130]

Un défi particulier lors de la cicatrisation des plaies peut être la formation de <u>tissu de granulation</u> (également appelé "viande fière") [s133]. Cela peut entraver la cicatrisation et nécessite un traitement vétérinaire. Une prise en charge adéquate des plaies peut prévenir cette complication. Le traitement ultérieur des plaies doit se faire en étroite collaboration avec le vétérinaire [s134]. Pour les petites plaies, il est recommandé de changer le bandage tous les 2-3 jours, en surveillant les signes d'infection [s130]. Une vaccination antitétanique à jour est essentielle pour tous les chevaux, car même de petites plaies non détectées peuvent entraîner des infections dangereuses [s133].

Migration cellulaire

Mouvement dirigé des cellules dans le tissu, où les cellules de guérison se déplacent activement vers la plaie pour soutenir le processus de guérison.

Tissu de granulation

Tissu conjonctif nouvellement formé pendant la cicatrisation des plaies, constitué de petites élévations rouges et important pour la guérison. Cependant, une formation excessive peut poser problème.

3. 2. 2. Signes de colique

a colique chez le cheval est une urgence médicale qui nécessite une action rapide. Les symptômes se développent généralement à différents degrés de gravité et doivent être reconnus tôt pour éviter des conséquences graves [s135]. Dans les cas bénins, les chevaux montrent déjà les premiers signes caractéristiques : ils frémissent des lèvres, observent intensément leurs flancs et deviennent agités. Ils commencent souvent à gratter le sol avec leurs sabots [s135] [s136]. En tant que propriétaire de cheval, vous devez être particulièrement attentif à ce stade et observer attentivement le comportement de votre cheval. Faites marcher le cheval pendant un maximum de 10 minutes pour voir si les symptômes s'améliorent [s135]. Dans les cas de colique modérée, les symptômes s'intensifient clairement. Les animaux montrent des mictions fréquentes, se couchent et se relèvent à plusieurs reprises. Il est également caractéristique qu'ils restent plus longtemps sur le côté [s135]. À ce stade, il est important de tenir le cheval éloigné des objets durs ou anguleux sur lesquels il pourrait se blesser en se couchant. Documentez la fréquence et la durée des symptômes - ces informations sont précieuses pour le vétérinaire. Les cas graves de colique se manifestent par un roulis intense, une transpiration excessive et une respiration accélérée. Les animaux peuvent se blesser au corps et au visage par des roulades et des mouvements incontrôlés [s135]. À ce stade, une aide vétérinaire immédiate est essentielle. En attendant l'arrivée du vétérinaire, vous devez essayer d'éviter d'autres blessures et surveiller les fonctions vitales. Un indicateur important de la gravité de la colique est le comportement alimentaire et hydrique. Les chevaux affectés montrent souvent un désintérêt total pour la nourriture et l'eau [s137]. La transpiration se manifeste souvent sous forme de motifs caractéristiques (taches). La surveillance continue des signes vitaux, en particulier de la fréquence cardiaque et de la température, fournit des indications importantes sur l'état de stress de l'animal [s137]. Une attention particulière est requise dans les cas où une hernie diaphragmatique est suspectée comme cause. Les symptômes peuvent varier considérablement et dépendent des organes touchés [s138]. En cas de grands défauts, le côlon peut être coincé, ce qui entraîne des coliques récurrentes. Il est caractéristique que les symptômes de colique et de dyspnée apparaissent simultanément [s138]. Pour le diagnostic différentiel, certaines valeurs de laboratoire peuvent être utiles. Dans le cas de la maladie du gazon équin (MGE), par exemple, les valeurs de <u>sérum amyloïde A</u> et <u>fibrinogène</u> sont élevées, ce qui les distingue des causes de colique non inflammatoires [s139]. Ces informations aident le vétérinaire à établir un diagnostic et un traitement ciblés.

En tant que propriétaire de cheval, vous devez contacter un vétérinaire immédiatement dans les situations suivantes :
- Si les symptômes persistent plus de 30 minutes
- En cas de détérioration significative de l'état
- Si des symptômes graves comme un roulis intense apparaissent
- En cas de problèmes respiratoires simultanés
- Si le cheval ne mange ni ne boit pendant une longue période

L'observation et la documentation précises des symptômes, ainsi que la reconnaissance rapide de la gravité, sont essentielles pour un traitement réussi. Idéalement, établissez un calendrier dans lequel vous notez les symptômes observés et leur intensité. Ces informations sont extrêmement précieuses pour le vétérinaire traitant.

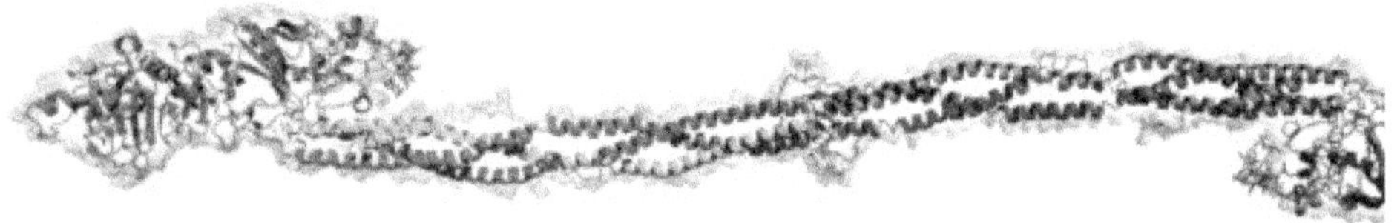

Fibrinogen [i56]

Fibrinogène

Une protéine produite dans le foie, importante pour la coagulation sanguine et qui augmente lors d'inflammations dans le corps. Utilisée comme marqueur diagnostique.

Hernie diaphragmatique

Une déchirure ou un défaut dans le diaphragme permettant aux organes de la cavité abdominale de migrer dans la cavité thoracique. Peut être congénitale ou causée par des blessures.

Sérum amyloïde A

Une protéine produite lors d'inflammations dans le corps et servant de marqueur inflammatoire important dans le sang. Fait partie des protéines de phase aiguë.

3. 2. 3. Mesures d'urgence

Dans les situations d'urgence, une action rapide et réfléchie est essentielle pour la santé et la survie du cheval. Un plan d'urgence bien pensé et une préparation adéquate constituent la base d'une gestion de crise réussie [s140]. En principe, toutes les personnes qui s'occupent régulièrement des chevaux devraient être formées aux premiers secours de base. Cela inclut notamment la reconnaissance des signes de stress tels que des changements de comportement, une perte d'appétit et des symptômes physiques comme une transpiration excessive ou une respiration accélérée [s141] [s142].

Lors de la préparation aux urgences, l'élaboration d'un plan d'urgence complet est indispensable. Celui-ci devrait inclure les éléments suivants :
- Coordonnées actuelles des vétérinaires et des transporteurs
- Documentation de toutes les informations de santé importantes
- Identification permanente des chevaux (puce électronique/tatouage)
- Documentation actuelle des vaccinations et de la santé
- Fournitures d'urgence pour 48 à 72 heures [s140]

Une urgence particulièrement critique est le coup de chaleur. Lorsque la température corporelle dépasse 40,5 °C, il faut agir immédiatement. Le cheval doit être amené à l'ombre et refroidi avec de l'eau à température ambiante. L'accent doit être mis sur les zones des gros vaisseaux sanguins. Une bonne circulation de l'air est essentielle. Bien que l'accès à de l'eau fraîche doive être garanti, le cheval ne doit pas être contraint à boire [s143] [s144]. En cas de blessures graves, le principe est de ne pas déplacer le cheval autant que possible, sauf si cela est absolument nécessaire pour des raisons de sécurité. Les corps étrangers dans les blessures ne doivent en aucun cas être retirés par soi-même, car cela peut entraîner des saignements accrus. Cette tâche doit être confiée à un professionnel dans un environnement contrôlé [s141] [s144].

En cas d'évacuation nécessaire, une liste de priorités doit être établie. Celle-ci comprend :
- Provision de foin, de nourriture et d'eau pour trois jours
- Documents importants
- Trousse de premiers secours
- Cordes et licols
- Seaux d'eau
- Licols d'identification
- Listes de contacts et d'hébergement [s145]

Une autre urgence critique est le risque d'étouffement. Dans ce cas : retirer immédiatement la nourriture et l'eau et demander immédiatement de l'aide vétérinaire. Les tentatives personnelles pour résoudre une obstruction peuvent aggraver la situation et doivent être évitées [s142]. Pour un cheval immobilisé, il est important de ne pas forcer l'animal à se lever. Au lieu de cela, un vétérinaire doit être contacté immédiatement. En attendant son arrivée, le cheval doit être maintenu au chaud et au sec [s142].

La trousse de premiers secours doit être vérifiée et réapprovisionnée régulièrement. Les éléments essentiels comprennent :
- Ruban médical
- Éponges de gaze
- Ciseaux à bandage
- Gants jetables
- Thermomètre
- Lampe de poche d'urgence
- <u>Garrot</u> (uniquement pour les saignements artériels) [s144]

Lors de l'application d'un garrot, une extrême prudence est de mise. Il doit être desserré toutes les cinq minutes pour garantir la circulation sanguine dans le reste du membre [s144]. Le plan d'urgence doit être pratiqué régulièrement afin de pouvoir agir de manière routinière en cas de besoin. Il est toujours important de garder à l'esprit que la sécurité des personnes a la priorité absolue, suivie de la sécurité des chevaux [s140] [s145].

Garrot

Un système médical de ligature pour interrompre de manière contrôlée l'apport sanguin. Il se compose généralement d'une large bande avec un mécanisme de fermeture et n'est utilisé qu'en cas de saignements mettant en danger la vie.

Résumé - 3. 2. Premiers secours

- Les blessures devraient idéalement être suturées dans les six heures pour une guérison optimale.
- Pour les bandages bien vascularisés, il est préférable de poser un nouveau matériau par-dessus plutôt que de retirer l'ancien, afin de protéger les caillots sanguins.
- La guérison des plaies passe par les phases d'inflammation, de migration cellulaire, de dépôt de tissu et de contraction de la peau.
- Un excès de tissu de granulation ("chair de poule") peut entraver la guérison.
- Lors de coliques, les chevaux présentent des motifs de sueur caractéristiques sous forme de taches.
- Les niveaux de sérum amyloïde A et de fibrinogène sont élevés en cas de maladie de l'herbe équine.
- Les hernies diaphragmiques peuvent entraîner des coliques récurrentes et présentent simultanément des symptômes de dyspnée.
- En cas de coup de chaleur avec des températures supérieures à 40,5 °C, le refroidissement doit être concentré sur les zones des gros vaisseaux sanguins.
- Un garrot doit être desserré toutes les cinq minutes pour garantir la circulation sanguine.
- La trousse de secours doit être prévue pour 48 à 72 heures.

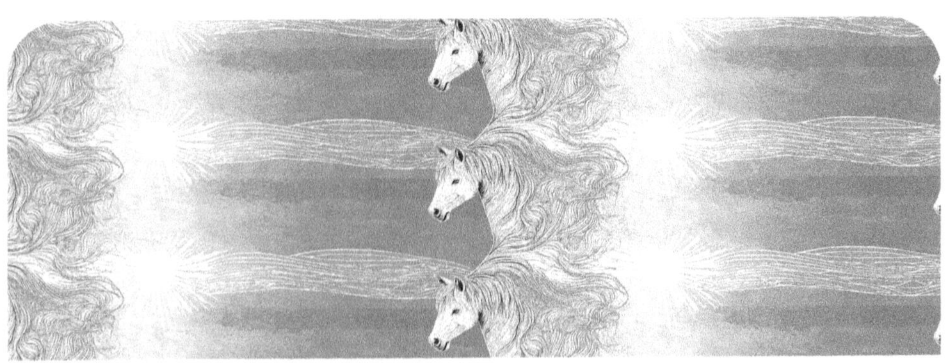

3. 3. Examens préventifs

a prévention médicale régulière constitue le fondement du maintien à long terme de la santé des chevaux. Mais quelles examens sont réellement nécessaires ? À quelle fréquence doivent-ils être effectués ? Et quel rôle jouent l'âge et le type d'utilisation du cheval ? De la vérification dentaire aux vaccinations, en passant par la lutte systématique contre les vers et les soins professionnels des sabots, chaque domaine de la prévention suit ses propres règles et nécessite des connaissances spécifiques. Le défi consiste à unir ces différents aspects en un concept global cohérent. Les connaissances scientifiques en médecine équine évoluent constamment et conduisent à de nouvelles recommandations pour la santé préventive. Une compréhension approfondie des principales mesures préventives permet aux propriétaires de chevaux de prendre des décisions éclairées pour la santé de leurs animaux.

„Environ 20 % des chevaux d'un troupeau portent 80 % de la charge parasitaire totale.“

3. 3. 1. Contrôle dentaire

e contrôle dentaire régulier est un élément essentiel de la santé équine et ne doit en aucun cas être négligé. Dès la naissance des poulains, la prévention dentaire commence par un premier examen peu après la naissance, afin de détecter précocement d'éventuels malpositions ou autres problèmes [s146]. Cette intervention précoce peut éviter des traitements compliqués ultérieurs. Le rythme des contrôles dentaires est déterminé par l'âge du cheval : après le premier examen, d'autres contrôles doivent avoir lieu à l'âge de trois mois, suivis d'examens semestriels jusqu'à la cinquième année de vie [s147]. Pour les chevaux adultes en bonne santé âgés de 6 à 10 ans, un contrôle annuel est suffisant, à condition qu'aucune anomalie particulière ne soit présente [s146]. À partir de la dixième année, les experts recommandent à nouveau des examens semestriels, sauf si la dentition est dans un état exceptionnellement bon [s146]. Un examen dentaire professionnel commence par la collecte des antécédents médicaux. Le vétérinaire s'informe sur les habitudes alimentaires, les conditions d'élevage et la performance générale du cheval [s148]. Les propriétaires doivent particulièrement prêter attention aux changements de comportement lors de l'alimentation ou de la monte avec mors, car ceux-ci peuvent être des indicateurs importants de problèmes dentaires [s149]. Avant l'examen dentaire proprement dit, les signes vitaux du cheval sont vérifiés. Cela inclut la fréquence cardiaque, la fréquence respiratoire, la température et le <u>statut d'hydratation</u> [s148]. Pour un examen approfondi, le cheval est généralement légèrement sédaté, ce qui minimise le stress pour l'animal et permet un traitement en toute sécurité [s150]. À l'aide de techniques modernes, telles que des caméras haute résolution, le vétérinaire peut effectuer un examen détaillé et une documentation des dents et des tissus mous dans la bouche [s147]. Une attention particulière est portée à l'usure irrégulière, aux caries, aux fractures dentaires et aux infections potentielles [s148]. Des bords dentaires tranchants sont souvent constatés, résultant du schéma de mastication typique. Un des traitements les plus courants est le "<u>flottement</u>" - le meulage de ces bords tranchants [s146]. Ce traitement de routine est important, car des bords dentaires tranchants peuvent entraîner des blessures à la muqueuse buccale et provoquer des douleurs lors de la mastication. Une dentition bien fonctionnelle est essentielle pour une utilisation optimale de l'alimentation et, par conséquent, pour la santé globale du cheval [s149]. Les malocclusions (malpositions des dents) peuvent non seulement entraîner des problèmes lors de l'alimentation, mais aussi provoquer des comportements anormaux lors de la monte [s149]. Plus ces problèmes sont détectés tôt, meilleures sont les options de traitement. Un retard dans le traitement peut entraîner des douleurs accrues ou même la perte de dents [s149]. Après l'examen, le propriétaire reçoit un rapport détaillé sur l'état des dents de son cheval et d'éventuelles recommandations de traitement [s147]. Cette documentation est importante pour le suivi de la santé dentaire et aide à la planification des traitements futurs. Un contrôle dentaire régulier est non seulement important pour la santé buccale, mais peut également révéler d'autres problèmes de santé [s149]. L'investissement dans la santé dentaire se traduit par une meilleure utilisation de l'alimentation, des coûts alimentaires réduits et une meilleure santé générale du cheval [s149]. Les propriétaires doivent prendre au sérieux les intervalles de contrôle recommandés et confier l'examen à un vétérinaire expérimenté [s148].

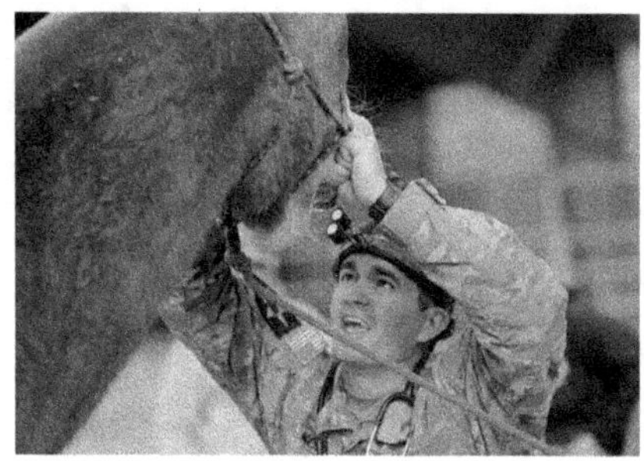

Nivellement dentaire [i57]

Flottement

Une technique de traitement dentaire spécialisée pour les chevaux, où les surfaces de mastication des molaires sont lissées à l'aide de râpes spéciales. Le terme provient de l'anglais 'to float' (flotter/lisser).

Malocclusion

Une malposition dentaire où les dents de la mâchoire supérieure et inférieure ne se rencontrent pas correctement. Cela peut être congénital ou se développer en raison d'une usure inégale des dents.

Statut d'hydratation

L'équilibre hydrique du corps, qui peut être évalué en fonction de divers critères tels que la tension cutanée et l'état des muqueuses.

3. 3. 2. Prophylaxie vaccinale

a prophylaxie vaccinale est un élément fondamental dans la prévention de la santé des chevaux et sert à protéger contre les maladies infectieuses dangereuses [s151]. Contrairement à d'autres mesures préventives, la prophylaxie vaccinale suit un calendrier adapté individuellement, qui dépend de l'âge du cheval, de son utilisation et des facteurs de risque spécifiques. On distingue essentiellement les vaccinations de base et celles basées sur le risque [s151]. Les vaccinations de base constituent le fondement de la protection vaccinale et sont essentielles pour tous les chevaux, indépendamment de leur utilisation. Les propriétaires doivent garder à l'esprit que cette immunisation de base commence dès le jeune âge et doit être poursuivie de manière cohérente. La réalisation des vaccinations se fait selon des protocoles stricts, élaborés par des vétérinaires expérimentés [s152]. Il est important de comprendre que tous les vaccins ne peuvent pas être administrés par n'importe qui - certaines vaccinations nécessitent une prescription et doivent être effectuées par un vétérinaire agréé. Il est conseillé aux propriétaires de chevaux de tenir un plan de vaccination détaillé et de conserver soigneusement les passeports de vaccination. Particulièrement les chevaux qui sont souvent en contact avec d'autres chevaux, par exemple lors de compétitions ou dans des écuries à forte rotation, nécessitent une protection vaccinale plus complète. Pour ces animaux, un rythme de vaccination semestriel pour certaines maladies est recommandé [s151]. Un exemple pratique : un cheval de compétition devrait être protégé non seulement par les vaccinations de base, mais aussi contre des maladies à risque spécifiques qui peuvent être transmises lors d'événements équestres. Le développement de vaccins modernes et la recherche sur les stratégies d'immunisation progressent continuellement [s153]. Cela permet une amélioration constante de l'efficacité des vaccins et une optimisation des protocoles de vaccination. Les propriétaires de chevaux devraient régulièrement se renseigner auprès de leur vétérinaire sur les nouvelles évolutions et recommandations. Un aspect important de la prophylaxie vaccinale est la documentation des éventuelles réactions vaccinales [s152]. Si des effets secondaires indésirables se produisent, ceux-ci doivent être soigneusement documentés et signalés au vétérinaire traitant. Cela aide à adapter les stratégies de vaccination futures et contribue à améliorer la sécurité des vaccins. La formation vétérinaire accorde une grande importance à la compréhension des <u>fondements immunologiques</u> et à l'application correcte des protocoles de vaccination [s154]. Cela garantit que les vétérinaires peuvent conseiller et traiter leurs patients de manière optimale. Les propriétaires de chevaux bénéficient de cette expertise par des conseils éclairés lors de l'élaboration de plans de vaccination individuels. Une gestion efficace des vaccinations nécessite une collaboration étroite entre le vétérinaire et le propriétaire de cheval [s151]. Des contrôles de santé réguliers devraient être combinés avec la vérification du statut vaccinal. Un conseil pratique : de nombreux propriétaires de chevaux utilisent des systèmes de calendrier numériques ou des applications pour ne pas manquer les rendez-vous de vaccination. La prophylaxie vaccinale est non seulement importante pour le cheval individuel, mais sert également à protéger l'ensemble de la population équine [s155]. Grâce à des programmes de vaccination cohérents, les épidémies de maladies peuvent être évitées ou du moins contenues. Cela est particulièrement important dans les communautés équestres, où les agents pathogènes peuvent se propager rapidement.

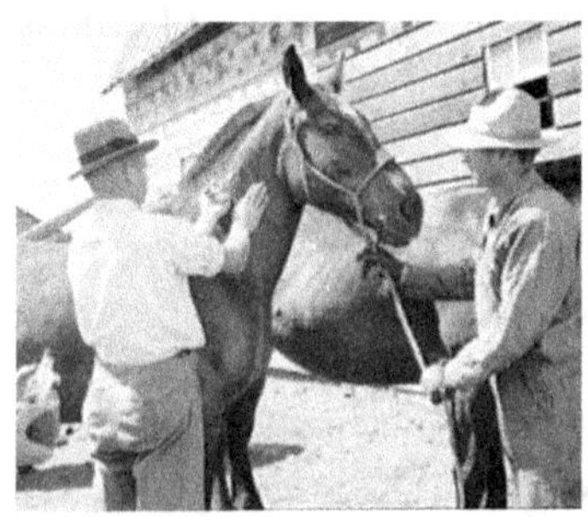

Prophylaxie vaccinale [i58]

Immunologie
La science qui étudie les mécanismes de défense du corps contre les agents pathogènes. Elle examine comment le système immunitaire produit des anticorps et réagit aux substances étrangères.

3. 3. 3. Vermifugation

e traitement moderne de la vermifugation chez les chevaux a fondamentalement changé ces dernières années. La pratique autrefois courante de traiter tous les chevaux de manière routinière toutes les six semaines avec des vermifuges rotatifs est aujourd'hui considérée comme obsolète [s156]. Au lieu de cela, un approche stratégique et individualisée, basée sur des recherches scientifiques, s'impose de plus en plus. Au cœur de cette nouvelle approche se trouve la réalisation régulière d'analyses de selles, en particulier le <u>compte des œufs fécaux</u> (FEC). Ces tests devraient être effectués au moins deux fois par an, idéalement au printemps et à l'automne [s157]. Ils permettent de classer les chevaux en différentes catégories : faibles excréteurs (<200 EPG), excréteurs modérés (200-500 EPG) et forts excréteurs (>500 EPG) [s158]. Sur la base de cette classification, un plan de traitement individuel est élaboré. Les faibles excréteurs n'ont besoin que de deux traitements par an - au printemps (mars) et à l'automne (octobre). Les excréteurs modérés reçoivent un traitement supplémentaire à la fin de l'été (juillet), tandis que les forts excréteurs nécessitent quatre traitements par an - en mars, juin, septembre et novembre [s158]. Une attention particulière est accordée au traitement des poulains, qui suivent un protocole spécifique. Le premier traitement vermifuge a lieu à l'âge de deux mois, suivi de traitements réguliers. À partir du quatrième ou cinquième mois de vie, des tests FEC doivent également être effectués chez les poulains [s158]. Un exemple pratique : un poulain reçoit son premier traitement vermifuge à deux mois, le deuxième à quatre mois et le troisième à six mois, en veillant particulièrement aux <u>strongylidés</u> à partir du cinquième mois [s159]. Un aspect important de la gestion moderne des vers est la vérification de l'efficacité du traitement. Pour cela, le <u>test de réduction des œufs fécaux</u> (FERCT) est utilisé [s156]. Ce test aide à détecter précocement les populations de vers résistants et à ajuster le protocole de traitement en conséquence. Un exemple concret : si le FERCT montre une réduction insuffisante du nombre d'œufs après le traitement, le vétérinaire doit changer de vermifuge. Il est intéressant de noter qu'environ 20 % des chevaux d'un troupeau portent 80 % de la charge parasitaire totale [s159]. Cette constatation souligne l'importance des plans de traitement individualisés. Un conseil pratique pour les propriétaires d'écuries : tenez une documentation détaillée des résultats FEC et des traitements pour chaque cheval afin de détecter des tendances et d'ajuster la stratégie de traitement de manière optimale. L'American Association of Equine Practitioners recommande que les chevaux adultes de plus de trois ans ne soient pas vermifugés de manière routinière tant que le nombre d'œufs fécaux n'atteint pas au moins 200 à 500 EPG [s160]. Néanmoins, chaque cheval adulte devrait recevoir au moins un traitement de base par an, qui couvre à la fois les vers ronds et les ténias [s161]. Un aspect souvent négligé mais important est la détermination précise du poids du cheval avant la vermifugation, afin d'éviter un sous-dosage [s160]. Une recommandation pratique : utilisez un ruban à mesurer ou une formule d'estimation du poids si aucune balance n'est disponible. L'objectif global d'un programme moderne de contrôle des vers n'est pas l'éradication complète de tous les parasites - cela ne serait ni réaliste ni souhaitable. Il s'agit plutôt de maintenir la santé des chevaux et de minimiser le risque de maladies cliniques [s162]. Un équilibre entre le contrôle des parasites et l'évitement du développement de résistances est la clé du succès.

Glossaire

Compte des œufs fécaux

Une méthode de diagnostic de laboratoire pour la détermination quantitative des œufs de vers dans les échantillons de selles. L'échantillon est préparé avec une solution spéciale et analysé au microscope.

Strongylidés

Une famille de vers ronds qui sont parmi les parasites internes les plus courants chez les chevaux. Ils peuvent s'installer dans la paroi intestinale et provoquer des coliques en cas d'infestation sévère.

Test de réduction des œufs fécaux

Un test de laboratoire spécial qui vérifie l'efficacité des vermifuges en comparant le nombre d'œufs de vers avant et après le traitement. Le test doit être effectué 10 à 14 jours après la vermifugation.

3. 3. 4. Soins des sabots

a soins réguliers et appropriés des sabots est fondamental pour la santé et le bien-être d'un cheval [s163]. Cela comprend divers aspects, allant des soins quotidiens à l'entretien professionnel par un maréchal-ferrant. La base est le contrôle et le nettoyage quotidiens des sabots [s164]. Les sabots doivent être soigneusement grattés et examinés pour détecter des signes de problèmes tels que des fissures, des infections ou d'autres anomalies. Un conseil pratique pour les propriétaires de chevaux : intégrez le nettoyage des sabots dans votre routine quotidienne, de préférence avant et après la monte. Faites particulièrement attention aux corps étrangers comme des pierres ou des matériaux incrustés qui pourraient s'être logés dans le sabot. L'entretien professionnel des sabots par un maréchal-ferrant qualifié doit être effectué à intervalles réguliers [s165]. Le rythme dépend de divers facteurs tels que la croissance des sabots, le type d'utilisation et les conditions d'élevage. Un exemple concret : pour un cheval de monte utilisé

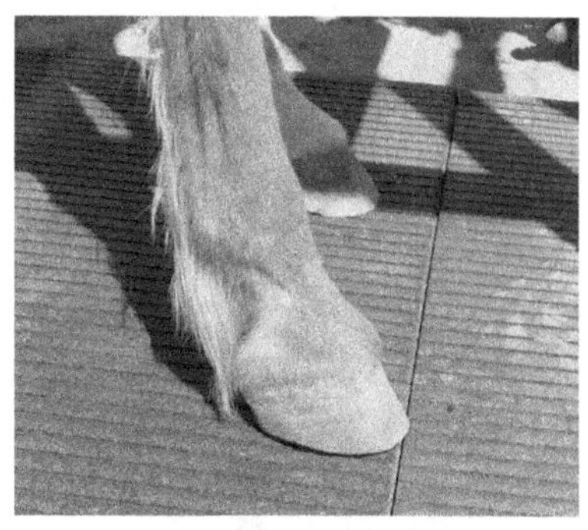

Santé des sabots [i59]

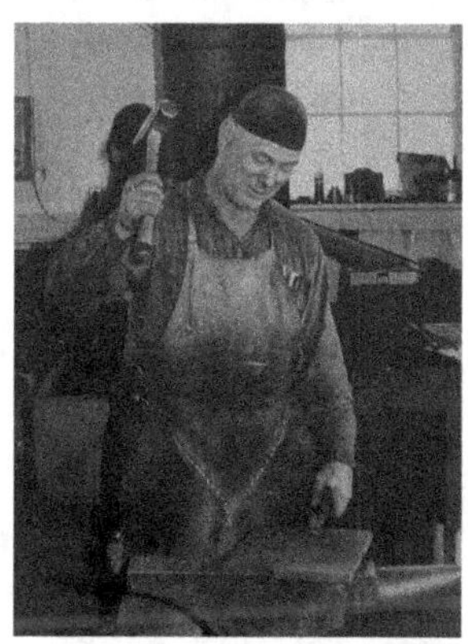

Maréchal-ferrant [i60]

normalement, un rythme de ferrage de 6 à 8 semaines est généralement approprié, tandis que les chevaux de sport nécessitent souvent des intervalles plus courts. La décision entre ferrage et pieds nus doit être prise individuellement [s166]. Les fers offrent une protection supplémentaire et peuvent être utiles en fonction des indications. Le choix du bon ferrage est crucial et doit être adapté aux besoins spécifiques du cheval. Un exemple pratique : un cheval de dressage peut nécessiter un type de ferrage différent de celui d'un cheval de saut ou d'un cheval de loisir.

Divers facteurs influencent considérablement la santé des sabots [s165]. Ceux-ci incluent :
- Prédisposition génétique
- État nutritionnel
- Conditions environnementales
- Gestion des mouvements
- Âge du cheval

Une approche de soins holistique prend en compte tous ces aspects [s167]. Il est important d'élaborer un plan de soins individuel qui répond aux besoins spécifiques de chaque cheval. Un conseil pratique : tenez un journal de soins des sabots dans lequel vous documentez vos observations, traitements et cycles de ferrage. La prévention des problèmes de sabots joue un rôle central [s168]. Un taillage régulier et correct est essentiel pour maintenir la forme naturelle du sabot et éviter les surcharges. Un conseil pratique important : faites particulièrement attention à l'hygiène des sabots pendant les périodes humides, car le risque de pourriture de la fourchette et d'autres problèmes liés à l'humidité augmente alors. Pour les propriétaires de chevaux, diverses possibilités de formation dans le domaine des soins des sabots sont disponibles [s169]. Celles-ci vont d'ateliers de base à des formations détaillées sur l'anatomie des sabots et les techniques de soins. Un conseil pratique : profitez de ces offres pour approfondir vos connaissances et pouvoir détecter les problèmes à un stade précoce. L'importance économique d'un bon entretien des sabots ne doit pas être sous-estimée [s168]. Des problèmes de sabots négligés peuvent entraîner des coûts considérables en traitements et en pertes de performance. Un exemple pratique : l'investissement régulier dans des soins de sabots qualifiés est nettement moins coûteux que le traitement d'une fourbure chronique ou d'autres maladies graves des sabots.

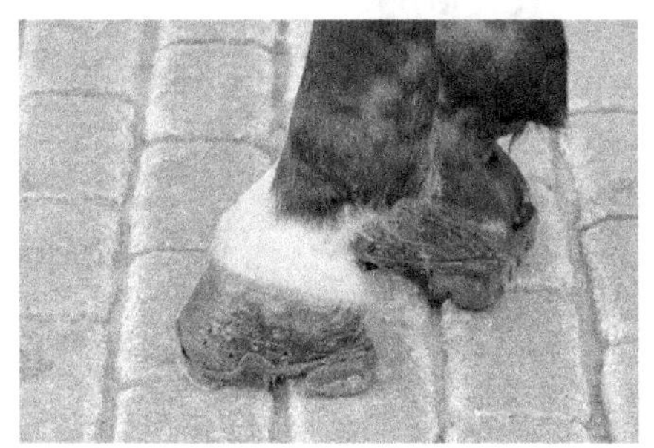

Fer à cheval [i61]

Résumé - 3. 3. Examens préventifs

- Les contrôles dentaires chez les poulains commencent immédiatement après la naissance et sont répétés à l'âge de trois mois.
- Entre 6 et 10 ans, un contrôle annuel suffit pour les chevaux en bonne santé, après quoi des examens semestriels sont recommandés.
- Les examens dentaires modernes utilisent des caméras haute résolution pour une documentation détaillée.
- Le "flottement" désigne le meulage professionnel des bords dentaires tranchants.
- Les vaccinations de base constituent le fondement de la protection vaccinale et commencent à l'âge de poulain.
- Les chevaux de compétition nécessitent un rythme de vaccination semestriel pour certaines maladies.
- 20 % des chevaux d'un troupeau portent 80 % de la charge parasitaire totale.
- Le comptage des œufs fécaux (FEC) classe les chevaux en faibles (<200 EPG), modérés (200-500 EPG) et élevés (>500 EPG).
- Le test de réduction des œufs fécaux (FERCT) vérifie l'efficacité des traitements antiparasitaires.
- Les poulains reçoivent leur premier traitement antiparasitaire à deux mois, suivi d'autres traitements au quatrième et au sixième mois.
- L'American Association of Equine Practitioners recommande de commencer les vermifuges à partir de 200-500 EPG chez les chevaux adultes.
- Le rythme de ferrage pour les chevaux de selle utilisés normalement est de 6 à 8 semaines.
- Les chevaux de sport nécessitent souvent des intervalles plus courts entre les soins des sabots.

- Une pharmacie de ferme bien équipée contient, en plus du matériel de bandage, des désinfectants colorants et non colorants pour un contrôle optimal des blessures.

- Des compresses froides instantanées et des packs de glace réutilisables de différentes tailles sont essentiels pour les premiers soins des blessures.

- Les médicaments doivent être stockés dans un placard fermé, sec et frais, et contrôlés mensuellement pour les dates d'expiration.

- Les désinfectants phénoliques restent efficaces même en présence de matières organiques telles que les excréments ou la litière.

- La pratique autrefois courante de vermifuger tous les six semaines est désormais considérée comme obsolète ; à la place, un traitement individualisé basé sur des analyses de selles est effectué.

- Environ 20 % des chevaux d'un troupeau portent 80 % de la charge parasitaire totale.

- Le premier contrôle dentaire a lieu dès la naissance des poulains, suivi d'autres examens à l'âge de trois mois et de contrôles semestriels jusqu'à l'âge de cinq ans.

- Les malocclusions peuvent non seulement entraîner des problèmes d'alimentation, mais aussi provoquer des comportements anormaux lors de l'équitation.

- En matière de prophylaxie vaccinale, on distingue les vaccinations de base et celles basées sur les risques, les chevaux de compétition nécessitant un rythme de vaccination semestriel.

- Le parage des sabots par un maréchal-ferrant qualifié se fait chez les chevaux de sport à des intervalles plus courts que chez les chevaux de loisir.

- Alors que les soins médicaux de base constituent la fondation pour maintenir la santé du cheval, la physiologie de l'entraînement joue un rôle crucial pour une performance optimale.

4. Physiologie de l'entraînement

a physiologie de l'entraînement constitue le fondement scientifique du développement systématique et du maintien en santé des chevaux. Comment peut-on optimiser l'énorme capacité d'adaptation de l'organisme équin ? Quel rôle jouent les différents systèmes corporels et leur interaction complexe ? De la développement musculaire ciblé à la coordination des mouvements, en passant par l'équilibre - la compréhension des processus physiologiques sous-jacents permet de contrôler précisément l'entraînement tout en tenant compte des besoins individuels du cheval. Quels stimuli d'entraînement conduisent aux adaptations souhaitées ? Comment éviter les surcharges ? La physiologie de l'entraînement moderne allie savoir traditionnel et dernières découvertes scientifiques. Elle fournit la base d'une planification d'entraînement systématique et d'une prévention efficace des blessures. Les chapitres suivants éclairent les différents aspects de la physiologie de l'entraînement et montrent comment ce savoir peut être utilisé de manière bénéfique dans le travail pratique avec les chevaux.

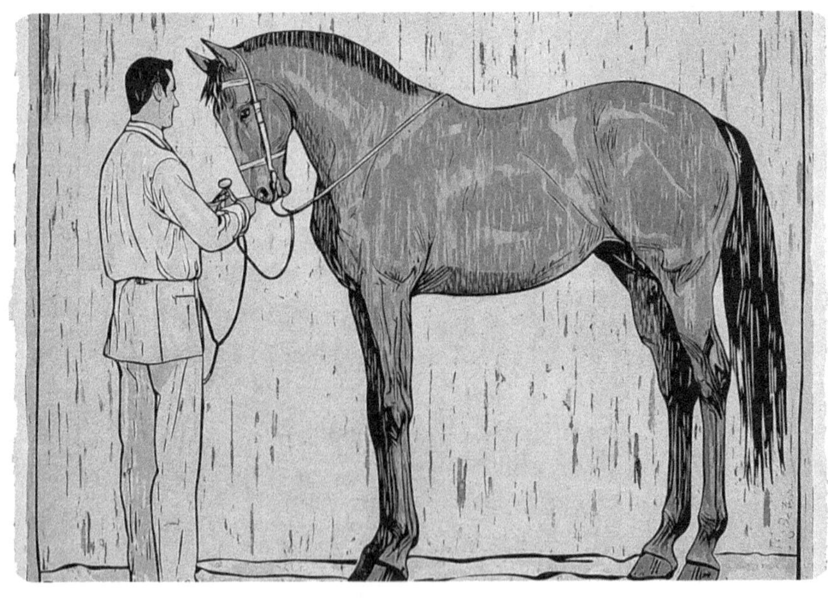

4. 1. Développement musculaire

omment se développe le tissu musculaire chez le cheval et quels facteurs influencent la croissance musculaire ? Quel rôle jouent l'entraînement, la nutrition et la récupération ? Ces questions préoccupent à la fois les propriétaires de chevaux et les entraîneurs, car un appareil musculaire sain et bien entraîné est la base de la performance et de la santé du cheval. La construction musculaire chez le cheval est un processus physiologique complexe qui englobe bien plus que l'entraînement régulier. Elle repose sur l'interaction de divers mécanismes biologiques - de la synthèse des protéines à la régulation hormonale. Comprendre ces bases permet d'optimiser les méthodes d'entraînement et les phases de récupération. Les recherches actuelles fournissent constamment de nouvelles connaissances sur les processus moléculaires lors de la construction musculaire et ouvrent des approches innovantes pour des concepts d'entraînement efficaces. Ces bases scientifiques constituent le fondement d'un développement musculaire systématique et durable chez le cheval.

„*Pour la prise de muscle, 2 à 5 séries par exercice avec 5 à 15 répétitions sont optimales.*“

4. 1. 1. Fondamentaux de l'entraînement

ne structure d'entraînement systématique constitue le fondement d'un développement musculaire réussi. Il est essentiel de commencer par un objectif <u>SMART</u> clairement défini - c'est-à-dire un objectif qui est spécifique, mesurable, atteignable, pertinent et temporellement défini [s170]. Cela pourrait par exemple signifier augmenter le poids des squats de 20 kilogrammes en trois mois. L'entraînement en force, également appelé entraînement de résistance, est la méthode d'entraînement centrale où les muscles travaillent contre une résistance externe [s171]. Cette résistance peut prendre différentes formes - du poids du corps aux haltères en passant par les bandes de résistance. Pour les débutants, un entraînement complet du corps, effectué 2 à 3 fois par semaine, est recommandé [s170]. Un exemple pratique d'un plan d'entraînement pourrait être : entraînement complet du corps le lundi et le jeudi, samedi une troisième séance optionnelle si la récupération le permet. La conception optimale de l'entraînement suit des structures claires : pour chaque séance d'entraînement, 4 à 6 exercices devraient être sélectionnés, touchant tous les groupes musculaires importants [s171]. Un entraînement efficace doit inclure au moins un exercice pour les cuisses, les fessiers, la poitrine, les épaules, les triceps, le dos et les biceps [s170]. Concrètement, cela pourrait signifier : squats pour les jambes et les fessiers, développé couché pour la poitrine et les triceps, tractions pour le dos et les biceps, ainsi que développé militaire pour les muscles des épaules. En ce qui concerne l'intensité de l'entraînement, il est recommandé d'effectuer 2 à 5 séries par exercice avec 5 à 15 répétitions pour le développement musculaire [s170]. La charge devrait se ressentir comme un "8 sur 10" sur l'échelle d'effort [s171]. Pour les débutants, il est conseillé de commencer avec une intensité plus faible (3-4 sur 10) et d'augmenter progressivement. Les temps de pause entre les séries jouent un rôle important et varient selon le nombre de répétitions : pour 1 à 3 répétitions, 3 à 5 minutes de pause sont nécessaires, tandis que pour 8 à 12 répétitions, 1 à 2 minutes suffisent [s170]. Un conseil pratique : utilisez les temps de pause pour documenter vos performances d'entraînement afin de suivre vos progrès. Le principe de surcharge progressive est fondamental pour des progrès continus [s172]. Cela signifie que la charge d'entraînement doit être systématiquement augmentée - que ce soit par plus de poids, des répétitions supplémentaires ou des pauses plus courtes. Un exemple concret : si vous parvenez à réaliser 12 répétitions d'un exercice sans difficulté, augmentez le poids de 2,5 à 5 % lors de votre prochaine séance. La récupération est un aspect souvent sous-estimé de l'entraînement. Chaque groupe musculaire nécessite au moins 48 heures de repos [s172], car la véritable construction musculaire se produit pendant la phase de récupération [s173]. Concrètement, cela signifie : ne pas entraîner le même groupe musculaire les jours consécutifs et veiller à avoir suffisamment de sommeil. Un programme d'entraînement réussi nécessite des ajustements et des vérifications réguliers [s174]. Documentez vos séances d'entraînement en détail et vérifiez vos progrès toutes les 4 à 6 semaines. En cas de stagnation ou de plateau, vous devriez introduire des variations [s172] - par exemple, en modifiant l'ordre des exercices, en ajoutant de nouveaux exercices ou en ajustant le nombre de répétitions. En cas de douleurs ou d'inconfort inattendus, il est important de réduire l'intensité de l'entraînement [s171]. Un recul temporaire est préférable à une blessure liée à l'entraînement, qui pourrait entraîner une pause prolongée.

Glossaire

SMART

Un acronyme du management de projet qui signifie Spécifique, Mesurable, Atteignable, Pertinent et Temporel. Cette méthode aide à formuler des objectifs de manière précise et réaliste.

4. 1. 2. Gymnastique

a gymnastique du cheval est un élément fondamental pour le développement musculaire ciblé et l'amélioration de la condition physique générale [s175]. Elle comprend différentes méthodes d'entraînement qui s'appuient systématiquement les unes sur les autres et favorisent à la fois le développement physique et mental du cheval. Un programme de gymnastique efficace commence par un travail de base au pas. Ce mouvement est excellent pour corriger les mauvaises postures et reprogrammer le <u>système neuromusculaire</u> [s176]. Concrètement, cela signifie que vous devez d'abord travailler votre cheval pendant 15 à 20 minutes au pas, en veillant particulièrement à une contact régulier et à un engagement actif des membres postérieurs. Le travail au trot constitue la prochaine étape et est particulièrement efficace pour améliorer la <u>condition cardiovasculaire</u> et le tonus musculaire [s176]. Vous devez veiller à ce que votre cheval travaille dans un rythme régulier et que les phases de trot ne durent pas plus de 5 à 10 minutes au début. Un conseil pratique est d'intégrer du travail en montée : le trot en montée favorise l'étirement positif du cou et la gymnastique des muscles du dos et de l'arrière-main [s177]. Les exercices latéraux tels que l'épaule en avant et <u>les traversées</u> sont des éléments importants pour la flexibilité latérale et le développement musculaire [s178]. Commencez ces exercices au pas et augmentez progressivement les exigences. Une méthode éprouvée est le travail à la longe double, qui améliore la souplesse et l'impulsion du cheval [s178]. Le cheval doit d'abord être travaillé à la longe longue dans les deux directions avant d'introduire des figures plus complexes. Le travail avec des <u>cavalletti</u> est un moyen extrêmement efficace pour renforcer les muscles de manière ciblée [s176]. Commencez avec des barres individuelles au pas et augmentez progressivement le nombre et la hauteur des cavalletti. Un programme de progression typique pourrait ressembler à ceci : semaine 1-2 : 4-6 barres au pas, semaine 3-4 : transition au trot sur 4 barres, à partir de la semaine 5 : augmentation du nombre à 6-8 barres. La surveillance de la fréquence cardiaque est un outil important pour contrôler l'intensité de l'entraînement [s179]. Après des séances de travail intenses, la fréquence cardiaque doit se normaliser entre 60 et 64 battements par minute dans les 2 à 3 minutes. Si ce n'est pas le cas, l'intensité de l'entraînement doit être ajustée. Pour le développement de la musculature de saut, le saut gymnastique est une méthode spécifique au sport qui améliore à la fois la force musculaire et l'agilité mentale et physique [s180]. Commencez par de petits sauts individuels et construisez progressivement des combinaisons. La récupération joue un rôle central dans la gymnastique [s181]. Prévoyez des phases de repos suffisantes après des séances d'entraînement intenses. Un plan d'entraînement équilibré pourrait ressembler à ceci : jour 1 : travail de dressage avec des exercices latéraux, jour 2 : entraînement avec des cavalletti, jour 3 : mouvement léger ou pause, jour 4 : travail d'endurance en montée, jour 5 : saut gymnastique. La documentation régulière des progrès de l'entraînement est essentielle [s179]. Notez les fréquences cardiaques, les temps de récupération et les observations qualitatives sur la qualité du mouvement. Cela permet une évaluation objective du développement et aide à l'ajustement du programme d'entraînement.

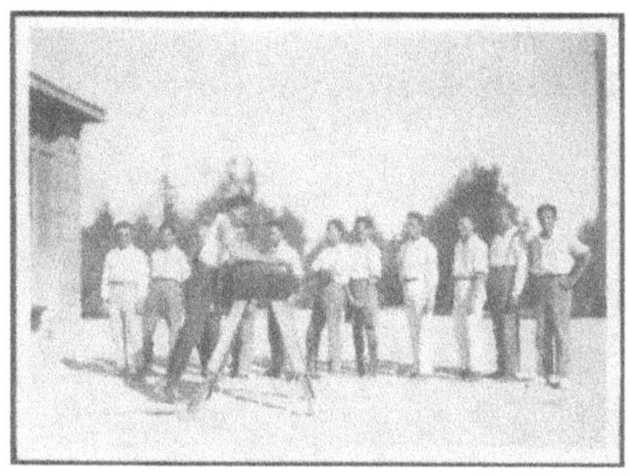

saut gymnique [i62]

Cavalletti

Barres de sol spéciales sur supports, réglables en hauteur, utilisées dans l'entraînement des chevaux pour améliorer le rythme, la coordination et le déroulement du mouvement.

cardiovasculaire

Se réfère au cœur (cardio) et aux vaisseaux sanguins (vasculaire) et à leur interaction dans le corps.

Traversale

Un mouvement latéral du cheval, où il se déplace en avant-latéral sur deux lignes de foulée, le corps étant courbé dans la direction du mouvement.

neuromusculaire

Décrit l'interaction entre les nerfs et les muscles dans le contrôle du mouvement.

4. 1. 3. Développement de la force

e développement de la force chez le cheval est un processus physiologique complexe, régulé à l'échelle moléculaire par divers mécanismes. L'hypertrophie musculaire, c'est-à-dire l'augmentation des fibres musculaires, se produit principalement par l'accumulation de filaments protéiques dans les cellules musculaires [s182]. Deux types d'hypertrophie jouent un rôle important : l'hypertrophie myofibrillaire et l'hypertrophie sarcoplasmique [s182]. Un facteur décisif pour le développement de la force est la protéine myostatine, qui agit comme un régulateur naturel de la croissance musculaire [s183]. Des études ont montré que l'expression de la myostatine diminue de manière significative après un entraînement ciblé, ce qui entraîne une augmentation accrue des fibres musculaires. Cela est particulièrement intéressant pour la conception pratique de l'entraînement, car différents génotypes réagissent différemment à l'entraînement [s183]. Un programme d'entraînement adapté individuellement est donc d'une grande importance. Le développement des muscles du dos présente différentes phases temporelles : déjà dans le court terme, une hypertrophie de certains muscles du dos peut être observée. Après environ 30 jours d'entraînement continu, la section transversale totale des muscles du dos augmente progressivement des deux côtés du corps [s184]. Une approche pratique serait de planifier l'entraînement en blocs de 4 semaines et de documenter le développement par des mesures régulières des circonférences musculaires. Pour un développement efficace de la force, la nutrition est d'une importance fondamentale. Les protéines musculaires sont constituées d'acides aminés, les acides aminés essentiels comme la méthionine, la lysine et la thréonine jouant un rôle clé [s185]. Un conseil pratique est de fournir ces nutriments de manière ciblée dans le cadre temporel de l'entraînement. Par exemple, le cheval devrait recevoir un repas riche en protéines environ 1 à 2 heures avant l'entraînement. La ligne supérieure du cheval mérite une attention particulière, car elle est essentielle pour la capacité de charge et la qualité du mouvement [s186]. Une ligne supérieure faible peut avoir diverses causes, allant d'un manque d'exercice à des problèmes digestifs. Pour y remédier de manière ciblée, une approche holistique est recommandée : en plus de l'entraînement, la santé digestive et l'apport en protéines doivent également être optimisés. Un exemple pratique serait d'intégrer un travail en montée en combinaison avec une supplémentation en protéines adaptée. L'activation des cellules satellites joue un rôle important dans l'hypertrophie musculaire [s183]. Cela est stimulé par un entraînement ciblé, où l'intensité et la fréquence de l'effort doivent être soigneusement dosées. Un protocole d'entraînement éprouvé pourrait ressembler à ceci : trois séances d'entraînement par semaine avec une augmentation progressive de l'intensité, en veillant à ce qu'il y ait au moins un jour de repos entre les séances intensives. Le développement musculaire nécessite du temps et de la patience [s186]. Selon l'état de départ du cheval, les progrès peuvent devenir visibles à des rythmes différents. Il est important de documenter régulièrement le développement, par exemple par des photos sous différents angles ou des mesures des circonférences musculaires. Cette documentation aide non seulement à contrôler le succès, mais permet également d'ajuster de manière ciblée le programme d'entraînement. En plus de l'apport en protéines, les vitamines et les antioxydants jouent également un rôle important, surtout pendant et après des séances d'entraînement intensives [s185]. Un concept nutritionnel équilibré devrait donc fournir, en plus de protéines de haute qualité, ces micronutriments en quantité suffisante. Dans la pratique, cela signifie par exemple l'ajout de vitamine E et de sélénium pour soutenir la régénération musculaire.

Cellule satellite

Des cellules souches spéciales dans le tissu musculaire qui peuvent former de nouvelles cellules musculaires au besoin et sont importantes pour la régénération musculaire.

Hypertrophie musculaire

Un processus d'adaptation naturel du muscle, où l'épaisseur des fibres musculaires individuelles augmente par l'accumulation accrue de protéines.

myofibrillaire

Se réfère aux éléments contractiles du muscle, responsables du développement de la force.

sarcoplasmique

Se réfère au liquide à l'intérieur de la cellule musculaire, qui stocke des nutriments et de l'énergie importants.

Myostatine

Une protéine endogène qui agit comme un frein à la croissance musculaire et peut varier génétiquement en intensité.

4. 1. 4. Récupération

a récupération est un processus physiologique complexe, essentiel pour le développement musculaire et la performance du cheval. Elle se déroule en plusieurs phases et peut être optimisée par des mesures ciblées [s187]. Le processus de récupération après un entraînement intensif ou des blessures se divise en trois phases principales : la phase inflammatoire, la phase de régénération et la phase de remodelage [s187]. Il est particulièrement important de respecter des temps de repos suffisants - un seul jour entre des séances d'entraînement intensives ne suffit manifestement pas à garantir une guérison complète des tissus [s188]. Une approche pratique consiste à intégrer au moins deux jours de repos après des séances d'entraînement intensives. L'alimentation joue un rôle clé dans la phase de récupération. La supplémentation en <u>L-Carnitine</u> s'est révélée particulièrement efficace pour réduire le temps de récupération et permettre un retour plus rapide à l'entraînement [s188]. Un exemple concret de supplémentation serait l'administration de L-Carnitine environ 30 minutes avant l'entraînement et immédiatement après l'effort. Les approches modernes de thérapie régénérative offrent des possibilités prometteuses pour soutenir les processus de guérison. Trois méthodes principales se sont particulièrement distinguées [s189] : 1. Plasma riche en plaquettes (<u>PRP</u>) : Cette thérapie améliore la migration et la prolifération cellulaires et optimise la synthèse de la matrice. En pratique, elle est souvent utilisée pour les blessures des tendons. 2. Protéine antagoniste du récepteur de l'interleukine-1 : Ce traitement réduit les processus inflammatoires et est particulièrement adapté aux maladies dégénératives des articulations. 3. Thérapie par cellules souches : Elle soutient la régénération des tissus endommagés en réduisant l'inflammation et en favorisant la néovascularisation. Une méthode innovante pour soutenir la régénération des tissus est la vibration corporelle entière [s187]. Cette forme de thérapie améliore la circulation sanguine et accélère le processus de guérison. Un exemple pratique d'application serait une thérapie de vibration de 10 minutes après l'entraînement, suivie d'un léger massage. Pour une réhabilitation optimale après des blessures ou des phases d'entraînement intensif, un programme structuré combinant repos et exercices ciblés est recommandé [s190]. La combinaison d'un massage régulier et de l'utilisation de préparations pour le développement musculaire peut considérablement réduire le temps de réhabilitation. Les recherches les plus récentes montrent des développements intéressants dans le domaine de la <u>thérapie par peptides</u> [s191]. Les peptides injectables peuvent améliorer la régénération musculaire, en particulier chez les chevaux âgés, en renforçant la réponse immunitaire et en inhibant les processus pro-fibrotiques. Ce traitement ne doit cependant être effectué qu'en consultation avec un vétérinaire. Un aspect souvent sous-estimé de la récupération est la qualité de la guérison des tissus. Un remodelage inadéquat peut conduire à des cellules de tissu mal orientées, ce qui affecte la résistance et l'élasticité des tissus [s187]. Pour éviter cela, une reprise progressive et contrôlée de l'entraînement est essentielle. La combinaison de différentes thérapies régénératives peut également améliorer les résultats de guérison. Par exemple, la combinaison du traitement PRP avec la thérapie par ondes de choc extracorporelles montre des résultats prometteurs grâce à la libération accrue de facteurs de croissance [s189].

Glossaire

L-Carnitine

Une substance naturelle qui aide au transport des acides gras dans les mitochondries, soutenant ainsi la production d'énergie à partir des graisses.

Plasma riche en plaquettes

Une composante sanguine obtenue par centrifugation, contenant une forte concentration de plaquettes. Celles-ci sont riches en facteurs de croissance et peuvent accélérer la guérison.

Thérapie par peptides

Une méthode de traitement utilisant de courtes chaînes de protéines qui peuvent influencer spécifiquement certains processus métaboliques dans le corps.

Résumé - 4. 1. Développement musculaire

- L'intensité d'entraînement pour un développement musculaire optimal se situe entre 2 et 5 séries de 5 à 15 répétitions avec une charge subjective de 8/10.

- Pour 1 à 3 répétitions, des pauses de 3 à 5 minutes sont nécessaires, tandis que pour 8 à 12 répétitions, 1 à 2 minutes suffisent.

- Chaque groupe musculaire nécessite au moins 48 heures de récupération pour un développement musculaire efficace.

- La fréquence cardiaque devrait se normaliser entre 60 et 64 battements par minute dans les 2 à 3 minutes suivant des séances intenses.

- L'hypertrophie musculaire se produit par des mécanismes myofibrillaires et sarcoplasmiques.

- La protéine myostatine agit comme un régulateur naturel de la croissance musculaire.

- Après 30 jours d'entraînement continu, la surface transversale totale des muscles du dos augmente progressivement.

- Les acides aminés méthionine, lysine et thréonine jouent un rôle clé dans le développement musculaire.

- L'activation des cellules satellites est essentielle pour l'hypertrophie musculaire.

- La supplémentation en L-carnitine réduit de manière significative le temps de récupération.

- Le plasma riche en plaquettes (PRP) améliore la migration cellulaire et la synthèse de la matrice.

- La combinaison de PRP avec la thérapie par ondes de choc renforce la libération de facteurs de croissance.

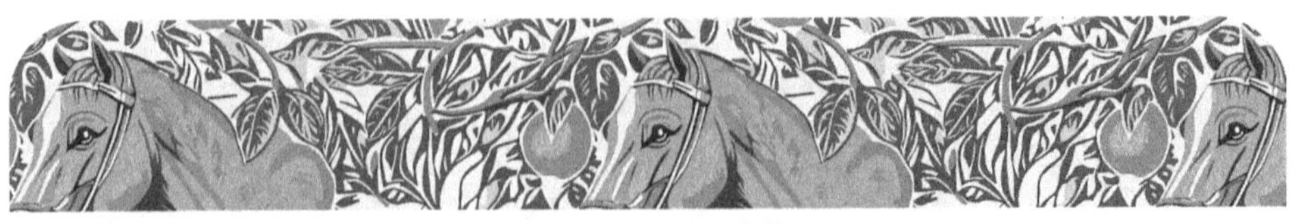

4. 2. Science du mouvement

a biomécanique du cheval soulève des questions fascinantes : Comment un cheval coordonne-t-il ses mouvements complexes ? Quels principes biomécaniques lui permettent de passer d'un mode de locomotion à un autre ? Et comment se développe l'interaction sensible entre la musculature, le système nerveux et le squelette ? La recherche scientifique sur les schémas de mouvement équins a fait des progrès significatifs ces dernières années. De la découverte de facteurs génétiques à la compréhension des processus de contrôle neurologique, les connaissances sur la physiologie du mouvement du cheval ne cessent de croître. Cependant, de nombreux aspects, en particulier dans le domaine de l'ajustement coordonné et de la régulation de l'équilibre, restent à explorer. Pour les propriétaires de chevaux, les entraîneurs et les vétérinaires, la compréhension de la biomécanique est d'une importance fondamentale. Elle constitue la base d'un entraînement adapté, d'une thérapie efficace et d'une prévention de la santé. Les sections suivantes mettent en lumière les aspects les plus importants de la biomécanique équine et montrent comment ces connaissances peuvent être appliquées dans la pratique.

„À des vitesses moyennes, on observe chez les chevaux une grande variation des schémas de mouvement - du schéma diagonal au trot au schéma latéral au pas.“

4. 2. 1. Allures

Les allures du cheval sont des motifs de mouvement complexes et rythmiques, caractérisés par une coordination précise des membres et de l'ensemble du corps [s192]. On distingue fondamentalement les allures symétriques et asymétriques, les allures symétriques comprenant le pas, le trot et le tölt, tandis que le galop est considéré comme une allure asymétrique [s192]. Un cycle de mouvement complet se compose de différentes phases : la phase de station, où le sabot est en contact avec le sol, la phase d'élan et la phase de suspension [s193]. Dans la phase de station, les experts distinguent une phase de retard initiale et une phase de propulsion qui peuvent être séparées à la position de station intermédiaire [s193]. Un cavalier expérimenté peut ressentir ces phases de manière distincte et doit en tenir compte lors de l'éducation du cheval. Chaque cheval en bonne santé maîtrise les allures de base, le pas (lent) et le galop (rapide) [s194]. Fait intéressant, à des vitesses moyennes, on observe une grande variation des motifs de mouvement - du motif diagonal au trot au motif latéral au pas [s194]. Lors de l'évaluation de la qualité des allures, la coordination temporelle de la séquence des sabots joue un rôle crucial [s195]. Les cavaliers et les entraîneurs doivent particulièrement prêter attention à la régularité de la séquence des pieds. Une particularité est représentée par les soi-disant animaux à allures, qui se distinguent par des allures supplémentaires à vitesse moyenne [s194]. Une caractéristique distinctive de ces allures spéciales est le "soutien à trois pieds" - un moment où trois sabots ont simultanément un contact avec le sol [s194]. Cette capacité est d'origine génétique et est contrôlée par des générateurs de motifs centraux dans la moelle épinière [s194]. La composante génétique des allures a été éclaircie par la découverte de la mutation DMRT3 [s196]. Cette mutation joue un rôle important dans le développement de différentes races de chevaux avec des allures spéciales [s196]. Les éleveurs peuvent aujourd'hui sélectionner de manière ciblée certaines prédispositions aux allures grâce à des tests génétiques [s194]. Pour le travail pratique avec les chevaux, la compréhension des paramètres de pas est essentielle. La fréquence de pas est mesurée en pas par seconde ou en hertz [s192]. Lors de l'éducation, il convient de noter que la précision des mouvements diminue avec l'augmentation de la vitesse [s195]. Cela est particulièrement pertinent lors du travail avec des chevaux jeunes ou inexpérimentés. Les allures alternatives comme le pace ou différentes formes d'ambling montrent des motifs de chute spécifiques [s196]. Par exemple, au pace, les jambes d'un côté du corps se déplacent de manière synchronisée, tandis qu'au trot, les paires de jambes diagonales travaillent ensemble [s196]. Ces différences doivent être prises en compte lors de l'éducation et de l'entraînement. Pour maintenir la santé du cheval, il est important de respecter et de favoriser les motifs de mouvement naturels. La surveillance des paramètres de pas temporels peut aider à détecter les irrégularités à un stade précoce [s195]. Les technologies modernes telles que les <u>appareils de mesure inertielle</u> (IMU) soutiennent l'analyse précise des mouvements [s195]. Une attention particulière doit être accordée au développement des allures de base avant d'entraîner des allures spéciales ou artificielles. La qualité du mouvement se manifeste particulièrement dans la régularité et l'harmonie des séquences de pas [s192]. Il convient de noter que les phases de station et d'élan doivent être en équilibre [s193].

Glossaire

Appareil de mesure inertielle

Capteurs électroniques pour mesurer l'accélération, la rotation et la direction du mouvement. Permettent une analyse détaillée du mouvement du cheval sans technique vidéo.

Mutation DMRT3

Changement génétique sur le chromosome 23, connu sous le nom de 'gène des allures', qui permet l'exécution d'allures supplémentaires comme le tölt ou le pace.

Phase de suspension

Phase dans le cycle de mouvement du cheval où aucun sabot n'est en contact avec le sol - également appelée phase de vol. Particulièrement visible au trot et au galop.

4. 2. 2. Coordination

a coordination chez le cheval est un jeu complexe d'interactions entre différents systèmes, qui va bien au-delà de la simple activité musculaire. Elle repose sur l'interaction précise entre le cerveau, la moelle épinière et l'appareil locomoteur [s197]. Cela est particulièrement évident dans les transitions fluides entre les différentes allures, qui nécessitent un réglage hautement précis de tous les systèmes impliqués. Le contrôle <u>postural</u> joue un rôle central. Il englobe divers processus sensorimoteurs responsables de l'équilibre dans des situations à la fois statiques et dynamiques [s198]. Par exemple, un cheval doit ajuster en continu son centre de gravité lors de la transition du pas au trot, ce qui n'est possible qu'avec une excellente coordination. Les cavaliers peuvent soutenir ces transitions en travaillant d'abord dans la zone de confort du cheval et en augmentant progressivement les exigences [s199]. La <u>proprioception</u>, c'est-à-dire la perception de sa propre position corporelle dans l'espace, est fondamentale pour la performance coordonnée. Une altération de cette capacité peut entraîner des troubles de coordination significatifs et une perte de force [s200]. Dans la pratique, cela se manifeste par exemple lorsqu'un cheval doit être réhabilité après une blessure. Il est conseillé de commencer par des exercices de coordination simples sur un sol ferme et plat, puis d'augmenter progressivement la complexité. Fait intéressant, les changements d'allure ne servent pas seulement à l'efficacité énergétique, mais aussi à la stabilité. Des études scientifiques ont montré que la transition du pas au trot augmente la robustesse face aux perturbations latérales [s197]. Cela explique pourquoi les chevaux préfèrent souvent le trot au pas dans un terrain irrégulier. Pour les cavaliers et les entraîneurs, cela signifie qu'ils doivent tenir compte de cette tendance naturelle lors du travail en extérieur et laisser le cheval choisir son allure en matière de stabilité et de sécurité.

La coordination peut être améliorée par des interventions thérapeutiques ciblées [s198]. Il est important de stimuler différents canaux sensoriels. Dans la pratique, des exercices sur des surfaces variées, le travail avec des <u>Cavaletti</u> ou le passage sur des barres au sol se sont révélés efficaces. Ces exercices favorisent non seulement la coordination, mais aident également à identifier et corriger des

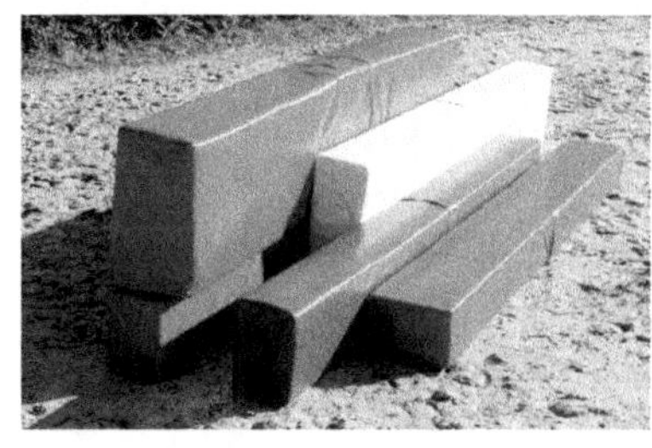

Cavaletti [i63]

schémas de compensation cachés [s199]. À partir de l'allure de base "trot", il est possible de développer neuf allures différentes par la variation de l'inclinaison du corps et de la charge des membres [s201]. Cela illustre l'énorme capacité d'adaptation de l'appareil locomoteur équin. Pour l'entraînement, cela signifie qu'un développement progressif des capacités coordonnées est possible, tout en tenant compte de la prédisposition individuelle et de l'état physique du cheval. La composante neurologique de la coordination ne doit pas être sous-estimée. Les troubles de la transmission des signaux entre le cerveau et les muscles peuvent gravement affecter la performance coordonnée [s200]. Des contrôles vétérinaires réguliers sont donc essentiels pour détecter et traiter rapidement les problèmes neurologiques. Pour le travail pratique avec les chevaux, cela signifie qu'une construction systématique des capacités coordonnées est indispensable. Il convient de procéder selon le principe "du facile au difficile" et "du simple au complexe". Il est particulièrement important de donner au cheval suffisamment de temps pour développer ses capacités coordonnées et d'éviter les surcharges.

Cavaletti

Barres au sol spécialement conçues sur de petits supports, réglables à différentes hauteurs. Servent d'aide à l'entraînement pour améliorer les mouvements et la coordination.

postural

Se réfère à la posture corporelle et à son contrôle. Un système de réflexes et d'activités musculaires qui régule la position droite et l'équilibre du corps.

Proprioception

Un système sensoriel qui perçoit la position et le mouvement du corps dans l'espace grâce à des récepteurs spécifiques dans les muscles, les tendons et les articulations. Particulièrement important pour le mouvement sûr et l'équilibre chez le cheval.

4. 2. 3. Équilibre

'équilibre d'un cheval est fondamental pour sa santé, sa performance et l'harmonie de son interaction avec le cavalier. Un cheval équilibré peut se déplacer efficacement et est moins susceptible de se blesser [s202]. Le développement et le maintien de l'équilibre est un processus complexe qui englobe divers aspects de la <u>biomécanique</u> et du contrôle du mouvement. Un principe important est que la véritable force ne peut être construite que sur le fondement de la stabilité. Lorsqu'un cheval essaie de trouver son équilibre ou adopte une posture déséquilibrée, il lui est impossible de développer le type de force qui conduit à une performance améliorée [s202]. Dans le travail pratique, cela signifie qu'il faut d'abord travailler sur la stabilité avant de se concentrer sur des exercices de force. Cela peut être réalisé par des exercices ciblés sur le placement des pieds et le contrôle des articulations vertébrales. La biomécanique du cheval repose sur quatre dimensions de mouvement qui devraient être prises en compte dans un système d'entraînement moderne et respectueux des chevaux [s203]. Il est important que le cavalier comprenne comment ces dimensions interagissent. Une approche pratique consiste à commencer par des exercices simples de transfert de poids et à les développer progressivement vers des séquences de mouvements plus complexes. L'alignement du cavalier joue un rôle crucial dans l'équilibre du cheval. Les épaules du cavalier doivent être détendues et alignées droit au-dessus du bassin [s204]. Un dos de cheval stable et droit facilite la perception de la propre position du cavalier. En pratique, il est conseillé de vérifier régulièrement sa propre posture et de l'améliorer si nécessaire par des exercices ciblés. Des découvertes intéressantes proviennent de l'hippothérapie : les impulsions de mouvement rythmiques provenant du dos du cheval stimulent les <u>mécanismes réflexes posturaux</u> [s205]. Cette découverte peut également être appliquée à l'entraînement des chevaux en bonne santé. Grâce à un entraînement ciblé, la synchronisation entre les mouvements du cheval et du cavalier peut être améliorée [s206], ce qui conduit à une meilleure mobilité fonctionnelle. Le travail sur la souplesse du cheval est une première étape essentielle pour améliorer la rectitude [s204]. Des exercices pratiques peuvent d'abord être réalisés à l'arrêt avant d'être transférés au mouvement. Il convient de prêter une attention particulière à la charge uniforme des deux côtés du corps, car les asymétries peuvent entraîner une diminution de la force du tronc. Un aspect important de l'équilibre est la conscience corporelle du cheval. Pour atteindre la stabilité, le cheval a besoin d'une conscience et d'un contrôle améliorés de son placement des pieds ainsi que de la capacité à maintenir l'alignement de ses articulations vertébrales pendant le mouvement [s202]. Cela peut être favorisé par des exercices spécifiques de travail au sol, où le cheval apprend à placer ses pieds de manière ciblée et à contrôler son corps de manière consciente. Le développement de l'équilibre doit se faire de manière systématique et sans pression temporelle. Des études scientifiques montrent que la stabilité s'améliore avec l'exercice, ce qui se traduit par une réduction des écarts du centre de pression [s205]. Pour les entraîneurs et les cavaliers, cela signifie qu'ils doivent donner à leurs chevaux suffisamment de temps pour développer et consolider de nouveaux schémas de mouvement.

Glossaire

Biomécanique

La science qui étudie les lois mécaniques dans les organismes vivants. Chez les chevaux, elle examine les forces et les mouvements qui agissent sur les os, les articulations et les muscles.

mécanismes réflexes posturaux

Réactions corporelles automatiques qui servent à maintenir la posture et l'équilibre du corps. Ces réflexes sont contrôlés par des organes sensoriels dans l'oreille interne, dans les muscles et les articulations.

Résumé - 4. 2. Science du mouvement

- La mutation DMRT3 détermine de manière significative la capacité à des allures spéciales comme le Tölt ou le Pace.
- Les animaux de selle se caractérisent par un soutien "à trois pattes" à une vitesse moyenne.
- La précision des mouvements diminue systématiquement avec l'augmentation de la vitesse.
- La transition du pas au trot augmente de manière mesurable la robustesse face aux perturbations latérales.
- À partir de l'allure de base "trot", neuf allures différentes peuvent être développées par la variation de l'inclinaison du corps.
- Le contrôle postural englobe des processus sensorimoteurs pour l'équilibre statique et dynamique.
- Une altération de la proprioception entraîne une perte de force mesurable et des troubles de la coordination.
- Les impulsions de mouvement rythmiques du dos du cheval stimulent directement les mécanismes réflexes posturaux.
- Les asymétries dans le mouvement entraînent une diminution mesurable de la force du tronc.
- La stabilité s'améliore avec l'entraînement, mesurable par des écarts réduits du centre de pression.
- Le véritable développement de la force n'est possible que sur la base d'un équilibre stable, et non dans des postures de compensation.

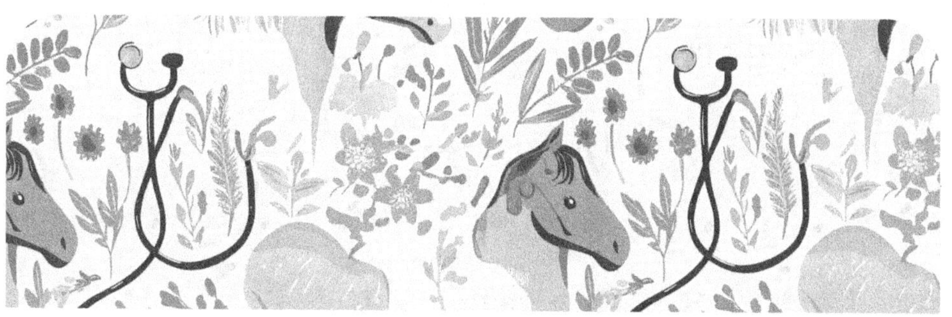

4. 3. Optimisation de la performance

'optimisation de la performance sportive chez les chevaux soulève des questions complexes : comment organiser l'entraînement de manière à ce qu'il soit à la fois efficace et préservateur de la santé ? Quels paramètres physiologiques doivent être pris en compte pour éviter le surmenage ? Et comment une planification systématique de l'entraînement peut-elle contribuer à la prévention des blessures ? Les recherches scientifiques des dernières années ont montré que l'optimisation de la performance chez les chevaux nécessite une interaction finement réglée entre la gestion de la charge, la planification structurée de l'entraînement et les mesures préventives. À cet égard, des paramètres mesurables tels que la fréquence cardiaque et les niveaux de lactate, ainsi que la constitution individuelle du cheval, jouent un rôle décisif. Le défi consiste à trouver le bon équilibre entre les stimuli d'entraînement et la récupération - une tâche qui nécessite une connaissance approfondie des bases physiologiques de l'entraînement. Les sections suivantes illustrent comment les connaissances modernes en physiologie du sport peuvent être intégrées dans le travail pratique d'entraînement.

„La règle 80/20 stipule qu'environ 80 % de l'entraînement devrait se dérouler dans une zone de faible intensité afin d'assurer un développement durable des performances.“

4. 3. 1. Gestion de l'effort

a gestion professionnelle de l'effort est un élément central pour le développement durable de la performance et le maintien de la santé des chevaux de sport. Elle repose sur la surveillance systématique et l'ajustement des stimuli d'entraînement, en tenant compte des paramètres physiologiques et biomécaniques [s207]. Un principe fondamental de la gestion de l'effort est la règle 80/20, qui stipule qu'environ 80 % de l'entraînement devrait se dérouler dans une zone d'intensité faible [s208]. Cela est particulièrement important pour le développement à long terme des jeunes chevaux, chez lesquels une surcharge précoce doit être évitée. Un exemple pratique serait l'organisation d'une semaine d'entraînement typique : sur cinq jours d'entraînement, quatre devraient se situer dans une zone d'intensité modérée, tandis qu'un seul jour est prévu pour un entraînement à haute intensité. La surveillance de la fréquence cardiaque joue un rôle central dans la gestion de l'effort. Des études ont montré que les chevaux ayant des fréquences cardiaques plus basses pendant la phase d'échauffement et des fréquences cardiaques maximales plus élevées pendant les phases d'effort intense obtiennent de meilleures performances [s209]. Pour les entraîneurs, cela signifie concrètement qu'ils doivent surveiller la fréquence cardiaque de leurs chevaux pendant l'échauffement - idéalement, celle-ci devrait se situer entre 40 et 50 % de la fréquence cardiaque maximale. La variabilité de la fréquence cardiaque (HRV) s'est établie comme un indicateur important pour la gestion de l'entraînement [s210]. Les entraîneurs devraient mesurer régulièrement les valeurs de HRV de leurs chevaux le matin au repos. Une chute significative de la HRV peut indiquer une surcharge et devrait entraîner une réduction immédiate de l'intensité de l'entraînement. Une attention particulière est requise pour la réhabilitation après des blessures. L'utilisation de systèmes de soutien dynamiques s'est révélée efficace, permettant un contrôle précis de la charge [s211]. Ces systèmes permettent une augmentation graduelle de la charge, par exemple par une restriction contrôlée de l'extension de l'articulation du boulet pendant différentes phases de mouvement. La surveillance des niveaux de lactate sanguin s'est avérée être un paramètre particulièrement significatif pour évaluer l'adaptation à l'entraînement [s212]. Les entraîneurs devraient effectuer des mesures régulières de lactate lors de tests de charge standardisés pour déterminer le seuil anaérobie individuel de leurs chevaux et ajuster l'entraînement en conséquence. Une erreur fréquente dans la pratique de l'entraînement est la sous-estimation des signes de surentraînement. Des études ont montré que la condition physique des chevaux de sport peut diminuer pendant les phases d'entraînement intense [s213]. Les entraîneurs devraient donc établir un suivi systématique qui prenne en compte non seulement les paramètres de performance, mais aussi les changements de comportement et les temps de récupération. Pour une mise en œuvre pratique, il est recommandé de tenir un journal d'entraînement détaillé, dans lequel, en plus des mesures objectives, des observations subjectives sont également consignées [s207]. Cela permet de reconnaître des tendances à long terme et d'ajuster l'entraînement en conséquence. Un schéma éprouvé est l'évaluation hebdomadaire des données collectées suivie d'un ajustement de l'entraînement pour la semaine à venir. La capacité d'adaptation individuelle des chevaux doit être particulièrement prise en compte. Fait intéressant, des études montrent que les chevaux ayant des paramètres de performance initialement moins bons peuvent souvent réaliser les plus grands progrès d'entraînement [s212]. Cela souligne l'importance d'une approche patiente et systématique du développement de la performance. Pour une gestion optimale de l'effort, il est essentiel de prendre en compte à la fois les paramètres de charge externes (par exemple, volume d'entraînement, intensité) et internes (par exemple, fréquence cardiaque, niveaux de lactate) et de les mettre en relation [s207]. Cela permet un ajustement précis de la charge d'entraînement à l'état de forme individuel du cheval et aide à trouver l'équilibre optimal entre charge et récupération.

Glossaire

Variabilité de la fréquence cardiaque
Intervalle de temps entre les battements de cœur, qui donne des indications sur l'adaptabilité du cœur et l'interaction entre le système nerveux sympathique et parasympathique

Lactate
Produit métabolique qui se forme lors d'un travail musculaire intense sans apport suffisant en oxygène et peut entraîner une acidification des muscles

4. 3. 2. Planification de l'entraînement

ne planification systématique de l'entraînement est fondamentale pour le développement réussi des performances des chevaux de sport. La planification suit le principe de la périodisation, qui structure différents cycles et phases d'entraînement de manière progressive [s214]. La base est constituée par l'entraînement de base, qui se caractérise par des séances d'entraînement plus longues et modérées. À ce stade, l'accent est mis sur le développement de la capacité aérobie et l'amélioration de l'endurance de base [s215]. Un bloc d'entraînement typique pourrait par exemple consister en trois séances de 45 minutes par semaine, où le cheval est principalement travaillé au trot et au galop léger. Après la phase de base, une augmentation systématique est réalisée par l'intégration de stimuli d'entraînement spécifiques. C'est ici que l'entraînement par intervalles et les séances de vitesse ciblées sont de plus en plus utilisés [s216]. Un entraînement par intervalles éprouvé pourrait se présenter comme suit : après un échauffement de 15 minutes, suivent 4 à 6 intervalles de 2 à 3 minutes d'intensité accrue, entrecoupés de 3 à 4 minutes de récupération active au pas. Une importance particulière est accordée au concept de "Peaking", c'est-à-dire la gestion ciblée de la forme en vue d'un pic de compétition [s217]. Environ deux semaines avant des compétitions importantes, une phase de Tapering est initiée, durant laquelle le volume d'entraînement est réduit de 40 à 90 %, tandis que l'intensité des séances restantes reste élevée. Cette stratégie peut améliorer la performance en compétition de 3 à 6 %. La Blockperiodisation s'est révélée être un concept efficace, où des objectifs d'entraînement spécifiques sont traités dans des blocs concentrés [s214]. Un bloc typique de 4 semaines pourrait par exemple d'abord se concentrer sur l'endurance, suivi d'une semaine d'entraînement intensif de force, d'une semaine d'entraînement de vitesse et d'une semaine de récupération.

Pour la mise en œuvre pratique, un équilibre entre charge et récupération est essentiel [s216]. Les entraîneurs doivent respecter les règles de base suivantes :
- Au moins un jour de repos complet par semaine
- Alternance entre séances d'entraînement intensives et régénératives
- Contrôle régulier de la capacité de récupération par l'observation des comportements et des paramètres vitaux

L'intégration de l'entraînement mental dans la planification de l'entraînement prend de plus en plus d'importance [s216]. Par exemple, des sorties tranquilles dans la nature ou des exercices de relaxation ciblés peuvent être intégrés pendant les phases de récupération. Un aspect souvent sous-estimé est l'équilibre entre l'entraînement de force et d'endurance [s215]. Cela peut être pratiquement réalisé par l'intégration de travail en côte ou de galops contrôlés en montée pour le développement de la force, tandis que des phases de trot plus longues sur terrain plat servent au développement de l'endurance.

La planification de l'entraînement doit également tenir compte des besoins individuels et des capacités d'adaptation du cheval [s214]. Les entraîneurs devraient établir un système de suivi détaillé qui comprend les aspects suivants :
- Documentation quotidienne du contenu et de l'ampleur de l'entraînement
- Enregistrement régulier des paramètres de performance
- Protocole des temps de récupération et des comportements anormaux

L'alimentation joue un rôle de soutien important dans la planification de l'entraînement [s216]. Le plan nutritionnel doit être adapté à chaque phase d'entraînement, avec une augmentation des besoins énergétiques pendant les phases intensives. Pour le développement à long terme, il est important d'intégrer des unités de test régulières dans la planification afin de vérifier le succès de l'entraînement et d'apporter des ajustements si nécessaire. Ces tests doivent être réalisés dans des conditions standardisées pour obtenir des résultats comparables.

Blockperiodisierung

Un concept d'entraînement moderne où différents objectifs d'entraînement sont travaillés dans des périodes concentrées et successives, plutôt que de développer plusieurs compétences en parallèle.

Peaking

Une méthode d'entraînement issue du sport de haut niveau, où la charge d'entraînement est gérée de manière ciblée pour atteindre le pic de performance au moment souhaité.

Tapering

Une technique d'entraînement où la charge d'entraînement est systématiquement réduite avant une compétition pour diminuer la fatigue et atteindre une performance optimale.

4. 3. 3. Prévention des blessures

a prévention des blessures est un sujet complexe et important dans le sport équestre, car environ 16 % des chevaux de sport sont touchés chaque année par des blessures significatives des tissus mous, entraînant des interruptions d'entraînement [s218]. Une approche systématique de la prévention est donc essentielle pour le maintien de la santé à long terme des chevaux. La $1 joue un rôle central dans la prévention des blessures. Les entraîneurs doivent comprendre précisément les exigences spécifiques de leur discipline, car la plupart des blessures liées à l'entraînement peuvent être évitées avec une compréhension biomécanique correcte [s219]. Un exemple pratique : pour les chevaux de dressage, il est particulièrement important de veiller à une charge uniforme des deux côtés du corps. Cela peut être réalisé par des changements de main réguliers et des séances de travail équilibrées sur les deux mains. La surcharge répétée a été identifiée comme la principale cause des blessures des tissus mous [s218]. Cela résulte souvent d'une combinaison de fatigue, de boiteries existantes et de <u>conformation</u> défavorable. Pour y remédier, l'intégration de <u>cross-training</u> dans le plan d'entraînement est recommandée [s220]. Un programme de cross-training efficace pourrait par exemple consister en une combinaison de travail de dressage, d'unités de terrain contrôlées et de travail de gymnastique à la longe. La nature du sol joue un rôle décisif dans la prévention des blessures [s221]. Les entraîneurs devraient habituer systématiquement leurs chevaux à différents types de surfaces [s220]. Une approche pratique serait de structurer l'entraînement comme suit : échauffement sur un sol dur et plat, phase de travail principal sur la surface spécifique à la discipline, et phase de détente à nouveau sur un sol dur. Les technologies modernes offrent des possibilités innovantes pour la prévention des blessures. En particulier, pour la prévention des contractures musculaires, la thérapie par ondes de choc, la <u>thermographie</u> infrarouge et les électrothérapies se sont révélées efficaces [s222]. Cependant, ces méthodes doivent toujours être utilisées en consultation avec le vétérinaire traitant.

Un aspect souvent sous-estimé est l'importance de la force du tronc du cheval [s220]. Un entraînement ciblé de stabilisation du tronc peut être atteint par des exercices spécifiques. Des exercices pratiques à cet égard sont :
- Travail avec des barres au pas et au trot
- Entraînement avec des cavalettis à différentes distances
- Travail en pente
- Reculer en ligne droite

Les conditions d'hébergement influencent considérablement le risque de blessures. Des études montrent que le fait de garder les chevaux uniquement en écurie augmente le risque de blessures des tissus mous [s218]. Une mesure préventive consiste à garantir un mouvement suffisant en dehors de l'entraînement, idéalement par un pâturage régulier ou un séjour en paddock.

Un programme de prévention complet doit également inclure le contrôle et l'entretien réguliers des pieds, des dents et de l'équipement [s219]. Un plan de contrôle pratique pourrait ressembler à ceci :
- Contrôle quotidien des sabots avant et après l'entraînement
- Contrôle mensuel de l'équipement pour l'usure
- Contrôle semestriel des dents par le vétérinaire
- Ajustement régulier de la selle

Le développement de modules éducatifs pour les entraîneurs, les propriétaires et les vétérinaires est un élément important de la prévention des blessures [s221]. Ceux-ci devraient notamment transmettre la reconnaissance des premiers signaux d'alerte et l'importance des mesures préventives. Une phase d'échauffement et de refroidissement adéquate est fondamentale pour la prévention des blessures [s219]. Un programme d'échauffement structuré devrait durer au moins 15-20 minutes et augmenter progressivement l'intensité. La phase de refroidissement devrait être d'une durée similaire et se terminer par des éléments de détente et d'étirement.

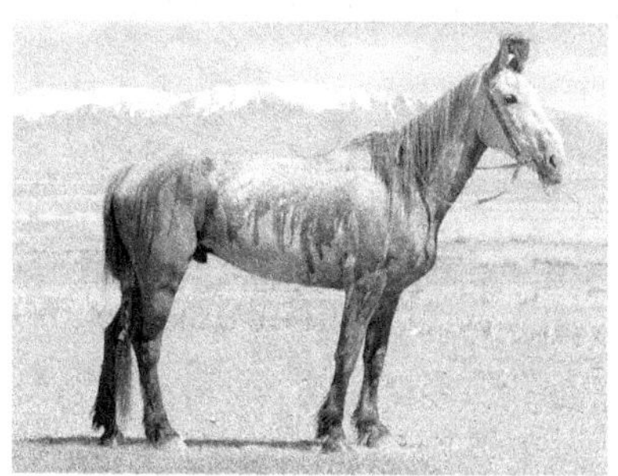

Conformation [i64]

Glossaire

Thermographie

Méthode d'imagerie qui rend visibles les différences de chaleur dans le corps et sert à détecter les inflammations ou les troubles de la circulation sanguine.

Conformation

La structure physique et l'apparence extérieure d'un cheval, en particulier en ce qui concerne les proportions et la relation entre les parties du corps.

Cross-Training

Méthode d'entraînement qui combine différents sports ou formes d'exercice pour éviter les charges unilatérales et améliorer la condition physique générale.

Résumé - 4. 3. Optimisation de la performance

- La règle 80/20 stipule que 80 % de l'entraînement doit se dérouler dans une zone d'intensité faible.
- Des fréquences cardiaques plus basses pendant la phase d'échauffement sont corrélées à de meilleures performances.
- Une chute significative de la variabilité de la fréquence cardiaque indique une surcharge.
- Des systèmes de soutien dynamiques permettent un contrôle précis de la charge en réhabilitation.
- Les chevaux ayant des paramètres de performance initialement inférieurs montrent souvent les plus grands progrès d'entraînement.
- La phase de taper réduit le volume d'entraînement de 40 à 90 % deux semaines avant les compétitions.
- La périodisation par blocs concentre des objectifs d'entraînement spécifiques en blocs de quatre semaines.
- 16 % des chevaux de sport subissent chaque année des blessures significatives des tissus mous.
- Le cross-training réduit le risque de blessure par la variation des formes de charge.
- La thérapie par ondes de choc et la thermographie infrarouge se sont révélées efficaces dans la prévention des contractures musculaires.
- Un maintien exclusif au box augmente de manière significative le risque de blessures des tissus mous.
- La combinaison de la fatigue, des boiteries existantes et d'une conformation défavorable est la principale cause des blessures des tissus mous.

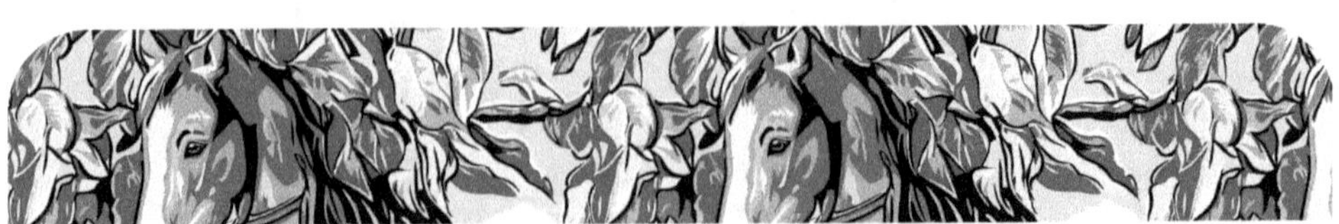

Révision - 4. Physiologie de l'entraînement

- L'hypertrophie musculaire se produit par l'augmentation des filaments protéiques, avec une distinction entre hypertrophie myofibrillaire et hypertrophie sarcoplasmique.

- La protéine myostatine agit comme un régulateur naturel de la croissance musculaire et son expression diminue significativement après l'entraînement.

- La musculature du dos montre déjà après 30 jours d'entraînement continu une augmentation progressive de la surface de section transversale totale.

- L'activation des cellules satellites joue un rôle important dans l'hypertrophie musculaire et est stimulée par un entraînement ciblé.

- La variabilité de la fréquence cardiaque (VFC) s'est établie comme un indicateur important pour la gestion de l'entraînement.

- La périodisation bloc permet de traiter de manière concentrée des objectifs d'entraînement spécifiques dans des périodes de temps définies.

- Environ 16 % des chevaux de sport sont touchés chaque année par des blessures significatives des tissus mous.

- La mutation DMRT3 joue un rôle important dans le développement de différentes races de chevaux avec des allures spécifiques.

- Le contrôle postural englobe des processus sensorimoteurs pour l'équilibre dans des situations statiques et dynamiques.

- La proprioception est fondamentale pour la performance coordonnée et son altération entraîne des troubles de la coordination.

- La transition du pas au trot augmente la robustesse face aux perturbations latérales.

- L'intégration du cross-training dans le plan d'entraînement réduit le risque de blessures dues à des charges unilatérales.

- Des technologies modernes telles que la thérapie par ondes de choc et la thermographie infrarouge se sont révélées efficaces dans la prévention des blessures.
- La phase de tapering avant les compétitions avec un volume d'entraînement réduit de 40 à 90 % peut augmenter la performance de 3 à 6 %.

Offres supplémentaires gratuites prévues

Nous sommes heureux de pouvoir vous proposer prochainement des matériels supplémentaires gratuits pour ce livre :

- Un chapitre bonus exclusif avec du contenu supplémentaire
- Un résumé compact du livre entier au format PDF

La publication de ces matériels est prévue pour janvier 2025.
N'hésitez pas à visiter notre site web dès aujourd'hui. Dès que notre service de newsletter sera lancé (prévu pour janvier 2025), vous pourrez vous y inscrire pour recevoir des mises à jour et ne manquer aucune nouvelle concernant les offres supplémentaires gratuites.

SaageBooks.com/fr/sante_equine-bonus-JOKLST

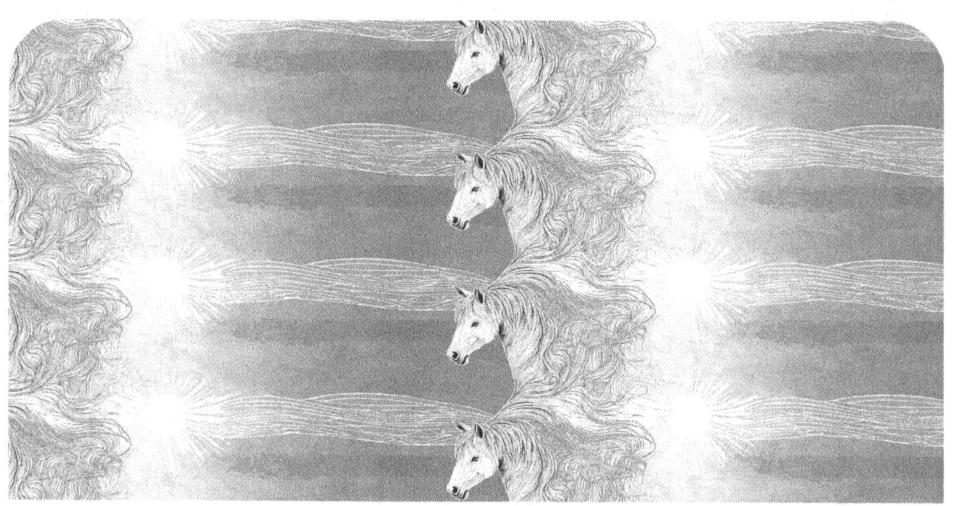

Chers lecteurs,

Je suis profondément honoré que vous ayez pris le temps de lire mon livre du début à la fin. En tant qu'auteur, mon plus grand souhait est de vous apporter des perspectives précieuses et des conseils pratiques. Votre confiance en mon travail compte beaucoup pour moi. J'espère que cette lecture a été enrichissante pour vous. Si vous avez des questions ou des suggestions, n'hésitez pas à me contacter via notre site web.

Si vous avez apprécié ce livre, je serais très reconnaissant d'avoir une critique honnête. Votre opinion est importante pour moi et aide d'autres lecteurs dans leur décision. Vous pouvez facilement laisser votre évaluation honnête sur la plateforme de vente où vous avez acheté le livre.
Merci pour votre soutien !

Artemis Saage

Saage Media GmbH

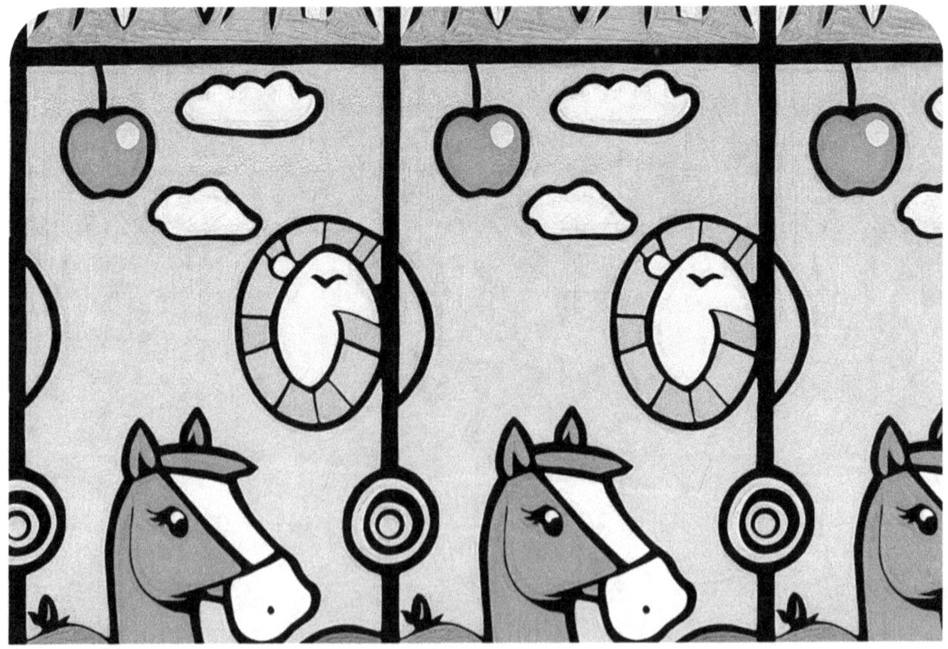

SaageBooks.com/fr

Découvrez plus ! Notre site web d'édition vous propose une sélection variée de livres supplémentaires et de publications passionnantes. En plus des contenus gratuits et des bonus exclusifs, vous y trouverez des informations détaillées sur nos œuvres. Parcourez notre vaste offre numérique et laissez-vous inspirer par des expériences de lecture supplémentaires. En tant que service spécial, nous vous proposons des contenus gratuits et payants pour compléter parfaitement votre expérience de lecture.

SaageBooks.com/fr

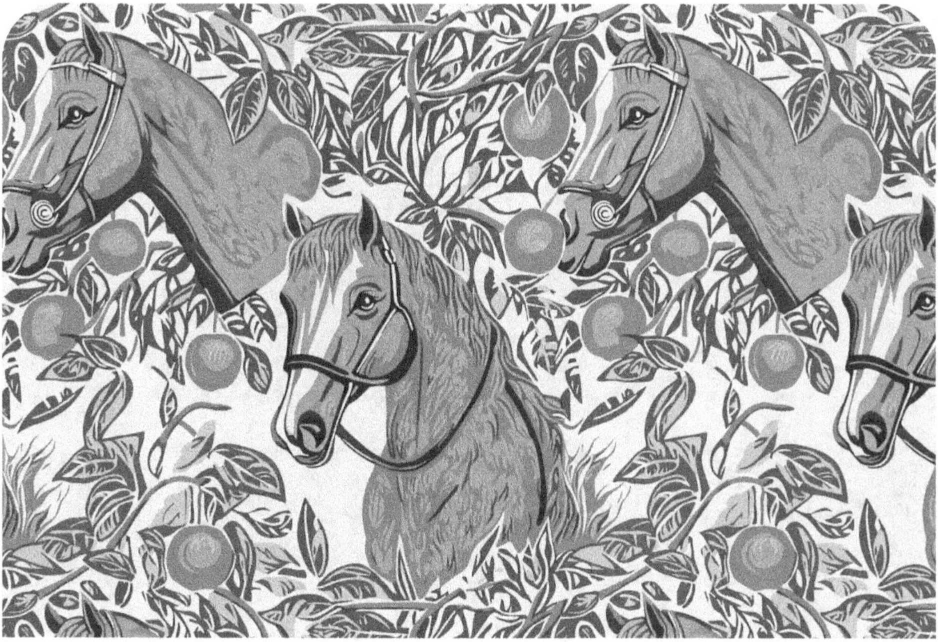

Sources

Mes sincères remerciements vont à tous les auteurs des sources scientifiques et non scientifiques citées, aux opérateurs des sites web référencés et aux créateurs des images, graphiques et études utilisés, dont le précieux travail a contribué de manière significative à la création de ce livre.
Pour plus d'informations, je vous recommande de visiter les sites web sources liés.

Toutes les sources ont été consultées pour la dernière fois le: 2024-12-03

[s1] - https://www.nature.com/articles/s41598-024-75960-7
Auteur: Jindi Wu, Heya Na, Fan Bai, Siyu Li, Hao Gao, Rina Sha
Titre: Preparation and tissue structure analysis of horse bone collagen peptide
Date de sortie: 28 October 2024
Site web: Nature
Éditeur: Scientific Reports

[s2] - https://www.nature.com/articles/s41598-018-29655-5
Auteur: J. Oinas, A. P. Ronkainen, L. Rieppo, M. A. J. Finnilä, J. T. Iivarinen, P. R. van Weeren, H. J. Helminen, P. A. J. Brama, R. K. Korhonen, S. Saarakkala
Titre: Composition, structure and tensile biomechanical properties of equine articular cartilage during growth and maturation
par: Nature Research
Site web: Nature
Date de sortie: 27 July 2018
Éditeur: Scientific Reports

[s3] - https://avmajournals.avma.org/downloadpdf/view/journals/ajvr/52/1/ajvr.1991.52.01.133.pdf
Auteur: David A. Wilson, DVM, MS; Gordon J. Baker, BVSc, PhD; Gerald J. Pijanowski, DVM, PhD; Michael J. Boero, DVM, MS; Robert R. Badertscher II, DVM, PhD
Titre: Composition and morphologic features of the interosseous muscle in Standardbreds and Thoroughbreds
Date de sortie: January 1991
Site web: AVMA Journals
Éditeur: American Veterinary Medical Association

[s4] - https://optionsforanimals.com/wp-content/uploads/2019/02/Ex_and_Tx_of_Eq_Back_Pain.pdf
Auteur: Kevin K. Haussler, DVM, DC, PhD
Titre: Review of the Examination and Treatment of Back and Pelvic Disorders
par: Gail Holmes Equine Orthopaedic Research Center, Colorado State University
Site web: optionsforanimals.com
Éditeur: American Association of Equine Practitioners

[s5] - https://www.mdpi.com/2076-2615/11/1/234
Auteur: Gravrok, J., et al.
Titre: Beyond the Benefits of Assistance Dogs: Exploring Challenges Experienced by First-Time Handlers
par: MDPI
Site web: MDPI
Date de sortie: 2019
Éditeur: MDPI

[s6] - https://www.nature.com/articles/s41598-020-65339-9
Auteur: Ryotaro Nagakura, Masahito Yamamoto, Juhee Jeong, Nobuyuki Hinata, Yukio Katori, Wei-Jen Chang, Shinichi Abe
Titre: Switching of Sox9 expression during musculoskeletal system development
par: Nature Publishing Group
Site web: Nature
Date de sortie: 2020-05-21
Éditeur: Scientific Reports

[s7] - https://www.ivis.org/sites/default/files/library/aaep/1997/Haussler.pdf
Auteur: Kevin K. Haussler, DVM, DC, PhD
Titre: Application of Chiropractic Principles and Techniques to Equine Practice
Date de sortie: 1997
Site web: IVIS
Éditeur: AAEP

[s8] - https://www.epauk.org/about-equine-podiatry/articles/hoof-anatomy-a-beginners-guide/
Titre: Hoof Anatomy – A Beginner's Guide
par: Equine Podiatry Association
Site web: Equine Podiatry Association

[s9] - https://extension.missouri.edu/sites/default/files/legacy_media/wysiwyg/Extensiondata/Pub/pdf/agguides/ansci/g02740.pdf
Auteur: Robert C. McClure, Gerald R. Kirk, Phillip D. Garrett
Titre: Functional Anatomy of the Horse Foot
par: University of Missouri
Site web: MU Extension
Date de sortie: 10/99
Éditeur: University of Missouri

[s10] - https://equine-jogging-shoes.com/advice-guidance/rubber-sole/
Titre: Unique Rubber Sole Benefits
Date de sortie: 2023
par: All Natural Horse Care
Site web: Equine Jogging Shoes

[s11] - https://digitalcommons.otterbein.edu/stu_honor/56/
Auteur: Sharlee Lowe
Titre: The Effect of Whole Body Vibration on Equine Hoof Growth
Date de sortie: 2017
Site web: Digital Commons @ Otterbein

[s12] - https://pubmed.ncbi.nlm.nih.gov/7988538/
Auteur: P Dyhre-Poulsen, H H Smedegaard, J Roed, E Korsgaard — **Titre:** Equine hoof function investigated by pressure transducers inside the hoof and accelerometers mounted on the first phalanx
Date de sortie: 1994-09 — **Site web:** PubMed
Editeur: Equine Veterinary Journal

[s13] - https://www.extension.purdue.edu/extmedia/id/id-321-w.pdf
Auteur: Kate Hepworth, Dr. Michael Neary, Dr. Simon Kenyon — **Titre:** Hoof Anatomy, Care and Management in Livestock
par: Purdue University Cooperative Extension Service — **Date de sortie:** 10/04
Site web: Purdue University Extension — **Editeur:** Purdue University Cooperative Extension Service

[s14] - https://www.equestriansurfaces.co.uk/news/horse-hoof-anatomy-your-complete-guide/
Titre: Horse Hoof Anatomy: Your Complete Guide — **par:** Equestrian Surfaces
Date de sortie: 06.03.2023 — **Site web:** Equestrian Surfaces

[s15] - https://nebraskaequine.com/about-us/our-services/chiropractic-and-acupuncture.html
Titre: Chiropractic and Acupuncture — **par:** Nebraska Equine Veterinary Clinic
Site web: Nebraska Equine Veterinary Clinic

[s16] - https://vet.arioneo.com/en/blog/horse-back-anatomy-and-biomechanics/
Titre: Horse back: anatomy and biomechanics — **par:** Arioneo
Date de sortie: 2022-11-18 — **Site web:** Arioneo

[s17] - https://www.nature.com/articles/s41598-021-92272-2
Auteur: A. Byström, A. M. Hardeman, F. M. Serra Bragança, L. Roepstorff, J. H. Swagemakers, P. R. van Weeren, A. Egenvall — **Titre:** Differences in equine spinal kinematics between straight line and circle in trot
par: Nature Publishing Group — **Date de sortie:** 2021-06-18
Site web: Nature — **Editeur:** Scientific Reports

[s18] - https://emedicine.medscape.com/article/1899031-overview
Auteur: Stephen Kishner, MD, MHA; Chief Editor: Thomas R Gest, PhD — **Titre:** Lumbar Spine Anatomy: Overview, Gross Anatomy, Natural Variants
par: Medscape — **Date de sortie:** Nov 09, 2017
Site web: Medscape

[s19] - https://pubmed.ncbi.nlm.nih.gov/10218240/
Auteur: J M Denoix — **Titre:** Spinal biomechanics and functional anatomy
par: National Institute of Agronomic Research — **Date de sortie:** 1999-04
Site web: PubMed — **Editeur:** Vet Clin North Am Equine Pract

[s20] - https://veteriankey.com/the-respiratory-system-anatomy-physiology-and-adaptations-to-exercise-and-training/
Auteur: PIERRE LEKEUX, TATIANA ART, DAVID R. HODGSON — **Titre:** The respiratory system: Anatomy, physiology, and adaptations to exercise and training
par: Veterinary Key — **Site web:** Veterinary Key

[s21] - https://vet.ucalgary.ca/community/learning-animal-health/anatomy/equine
Titre: Equine Anatomy — **par:** University of Calgary
Site web: University of Calgary Veterinary Medicine

[s22] - https://vethospital.tamu.edu/large-animal/equine-soft-tissue-surgery/respiratory-tract/
Titre: Respiratory Tract — **par:** Texas A&M University
Site web: Texas A&M Veterinary Hospital

[s23] - https://www.westvets.com.au/wp-content/uploads/2017/06/respiratory-conditions.pdf
Auteur: Sarah Van Dyck — **Titre:** Respiratory Conditions Part One
par: WestVETS Animal Hospital & Reproduction Centre — **Date de sortie:** March 2016
Site web: Horses and People Magazine

[s24] - https://en.audevard.com/blog/the-horse-s-respiratory-system
Titre: The horse's respiratory system — **par:** Audevard Laboratories
Site web: Audevard

[s25] - https://extension.umd.edu/resource/teaching-basic-equine-nutrition-part-ii-equine-digestive-anatomy-and-physiology
Auteur: Amy Burk — **Titre:** Teaching Basic Equine Nutrition Part II: Equine Digestive Anatomy and Physiology
par: University of Maryland Extension — **Date de sortie:** September 7, 2021
Site web: University of Maryland Extension

[s26] - https://www.ivis.org/sites/default/files/library/aaep/2001/91010100053.pdf
Auteur: James N. Moore, DVM, PhD; Thel Melton, BA; William C. Carter, MS, CMI; Allison L. Wright, MS, CMI; Malcolm L. Smith, PhD — **Titre:** A New Look at Equine Gastrointestinal Anatomy, Function, and Selected Intestinal Displacements
Date de sortie: 2001 — **Site web:** IVIS
Editeur: AAEP

[s27] - https://extension.umaine.edu/publications/1005e/
Titre: Bulletin #1005, Equine Facts: Basic Horse Nutrition — **par:** University of Maine
Site web: University of Maine Cooperative Extension

[s28] - https://pubmed.ncbi.nlm.nih.gov/8800413/
Auteur: J E Reynolds 3rd, S A Rommel — **Titre:** Structure and function of the gastrointestinal tract of the Florida manatee, Trichechus manatus latirostris
par: Eckerd College — **Date de sortie:** 1996-07
Site web: PubMed — **Editeur:** Anatomical Record

[s29] - https://animalmicrobiome.biomedcentral.com/articles/10.1186/s42523-022-00224-6
Auteur: Georgia Wunderlich, Michelle Bull, Tom Ross, Michael Rose, Belinda Chapman — **Titre:** Understanding the microbial fibre degrading communities & processes in the equine gut
par: BMC (BioMed Central) — **Date de sortie:** 2023-01-12
Site web: Animal Microbiome — **Editeur:** BMC (BioMed Central)

[s30] - https://bmcmicrobiol.biomedcentral.com/articles/10.1186/s12866-023-03001-w
Auteur: Yiping Zhao, Xiujuan Ren, Haiqing Wu, He Hu, Chao Cheng, Ming Du, Yao Huang, Xiaoqing Zhao, Liwei Wang, Liuxi Yi, Jinshan Tao, Yajing Li, Yanan Lin, Shaofeng Su, Manglai Dugarjaviin — **Titre:** Diversity and functional prediction of fungal communities in different segments of mongolian horse gastrointestinal tracts
par: BMC — **Date de sortie:** 2023-09-09
Site web: BMC Microbiology — **Editeur:** BMC

[s31] - https://vet.ucalgary.ca/community/learning-animal-health/anatomy/equine
Titre: Equine Anatomy — **par:** University of Calgary
Site web: University of Calgary Veterinary Medicine

[s32] - https://pubmed.ncbi.nlm.nih.gov/3877552/
Auteur: D L Evans — **Titre:** Cardiovascular adaptations to exercise and training
Date de sortie: 1985-12 — **Site web:** PubMed
Editeur: Vet Clin North Am Equine Pract

[s33] - https://pubmed.ncbi.nlm.nih.gov/15134294/
Auteur: Claus D Buergelt
par: University of Florida
Site web: PubMed
Titre: Equine cardiovascular pathology: an overview
Date de sortie: 2003-12
Éditeur: Animal Health Research Reviews

[s34] - https://www.mdpi.com/2227-7390/9/20/2580
Titre: Computer Simulations of Dynamic Response of Ferrofluids on an Alternating Magnetic Field with High Amplitude
par: MDPI
Site web: MDPI
Éditeur: MDPI

[s35] - https://www.vetspecialists.com/specialties/cardiology
Titre: Cardiology
Site web: VetSpecialists
par: VetSpecialists

[s36] - https://pubmed.ncbi.nlm.nih.gov/15134294/
Auteur: Claus D Buergelt
Date de sortie: 2003-12
Éditeur: Anim Health Res Rev
Titre: Equine cardiovascular pathology: an overview
Site web: PubMed

[s37] - https://doi.org/10.1186/s12987-020-00230-3
Auteur: Hossam Kadry, Behnam Noorani, Luca Cucullo
Date de sortie: 2020-11-18
Editeur: BMC
Titre: A blood–brain barrier overview on structure, function, impairment, and biomarkers of integrity
Site web: Fluids and Barriers of the CNS

[s38] - https://vanat.ahc.umn.edu/
Auteur: T.F. Fletcher
par: University of Minnesota College of Veterinary Medicine
Site web: Minnesota Veterinary Anatomy Courseware Web Site
Titre: Carnivore Anatomy Courseware
Date de sortie: January 2021

[s39] - https://vetmed.tennessee.edu/vmc/equinehospital/equineacupuncture/
Titre: Acupuncture and Chiropractic
Site web: University of Tennessee College of Veterinary Medicine
par: University of Tennessee Institute of Agriculture

[s40] - https://equine.ca.uky.edu/news-story/understanding-differences-between-ems-and-ppid
Titre: Understanding the Differences between EMS and PPID
Date de sortie: June, 2013
par: University of Kentucky
Site web: University of Kentucky Ag Equine Programs

[s41] - https://cvm.msu.edu/vdl/client-education/guides-for-pet-owners/equine-endocrinology-pituitary-pars-intermedia-dysfunction-ppid
Titre: Equine Endocrinology: Pituitary Pars Intermedia Dysfunction (PPID)
Site web: Veterinary Diagnostic Laboratory
par: Michigan State University College of Veterinary Medicine

[s42] - https://actavetscand.biomedcentral.com/articles/10.1186/s13028-019-0480-2
Auteur: Caterina Squillacioti, Alessandra Pelagalli, Giovanna Liguori, Nicola Mirabella
par: BMC
Site web: Acta Veterinaria Scandinavica
Titre: Urocortins in the mammalian endocrine system
Date de sortie: 2019-10-04
Éditeur: BMC

[s43] - https://avmajournals.avma.org/downloadpdf/view/journals/javma/261/2/javma.22.11.0485.pdf
Auteur: Jane M. Manfredi, DVM, PhD; Sarah Jacob, DVM, PhD; Elaine Norton, DVM, PhD
par: Michigan State University; University of Arizona
Site web: avmajournals.avma.org
Titre: Endocrine Disorders: a One-Health Issue
Date de sortie: February 2023
Éditeur: American Veterinary Medical Association

[s44] - https://catalog.uconn.edu/undergraduate/courses/ansc/
Titre: Undergraduate Catalog
Date de sortie: 2024-2025
par: University of Connecticut
Site web: University of Connecticut Catalog

[s45] - https://nutritionandmetabolism.biomedcentral.com/articles/10.1186/1743-7075-11-10
Auteur: Shuai Zhang, Matthew W Hulver, Ryan P McMillan, Mark A Cline, Elizabeth R Gilbert
Date de sortie: 12 February 2014
Editeur: BMC
Titre: The pivotal role of pyruvate dehydrogenase kinases in metabolic flexibility
Site web: Nutrition & Metabolism

[s46] - https://pubmed.ncbi.nlm.nih.gov/35968025/
Auteur: Xiaohui Wen, Shengjun Luo, Dianhong Lv, Chunling Jia, Xiurong Zhou, Qi Zhai, Li Xi, Caijuan Yang
par: Guangdong Academy of Agricultural Sciences
Site web: PubMed
Titre: Variations in the fecal microbiota and their functions of Thoroughbred, Mongolian, and Hybrid horses
Date de sortie: 2022-07-28
Éditeur: Frontiers in Veterinary Science

[s47] - https://pubmed.ncbi.nlm.nih.gov/35705806/
Auteur: Veronica L Li, Yang He, Kévin Contrepois, Hailan Liu, Joon T Kim, Amanda L Wiggenhorn, Julia T Tanzo, Alan Sheng-Hwa Tung, Xuchao Lyu, Peter-James H Zushin, Robert S Jansen, Basil Michael, Kang Yong Loh, Andrew C Yang, Christian S Carl, Christian T Voldstedlund, Wei Wei, Stephanie M Terrell, Benjamin C Moeller, Rick M Arthur, Gareth A Wallis, Koen van de Wetering, Andreas Stahl, Bente Kiens, Erik A Richter, Steven M Banik, Michael P Snyder, Yong Xu, Jonathan Z Long
par: Stanford University, Baylor College of Medicine, University of California Berkeley, Netherlands Cancer Institute, Radboud University, University of California San Francisco, University of Copenhagen, University of California at Davis, University of Birmingham, Thomas Jefferson University
Site web: Nature
Titre: An exercise-inducible metabolite that suppresses feeding and obesity
Date de sortie: 2022-06-15
Éditeur: Springer Nature Limited

[s48] - https://bulletin.auburn.edu/coursesofinstruction/ansc/
Titre: Auburn Bulletin 2024-2025
Date de sortie: 2024-2025
par: Auburn University
Site web: Auburn University

[s49] - https://catalog.tamu.edu/graduate/course-descriptions/ansc/ansc.pdf
Titre: ANSC - Animal Science
Site web: Texas A&M University
par: Texas A&M University

[s50] - https://apps.ualberta.ca/catalogue/course/an_sc
Titre: Animal Science Course Catalogue
Site web: ualberta.ca
par: University of Alberta

[s51] - https://link.springer.com/article/10.1007/s12649-018-0351-5
Auteur: Izabela Michalak, Katarzyna Godlewska, Krzysztof Marycz
Titre: Biomass Enriched with Minerals via Biosorption Process as a Potential Ingredient of Horse Feed
Date de sortie: 26 May 2018
Site web: SpringerLink
Editeur: Springer

[s52] - https://www.equine74.com/blog/calcium-overdose-in-horses
Titre: Calcium Overdose in Horses
Site web: Equine74
par: Equine74

[s53] - https://madbarn.ca/feeds/mega-cell-mvp-pelleted-multi-vitamin-and-mineral-med-vet/
Titre: Mega-Cell MVP – Pelleted Multi Vitamin and Mineral (Med-Vet)
Site web: Mad Barn
par: Mad Barn

[s54] - https://madbarn.ca/feeds/phosphate-rock-soft/
Titre: Phosphate – Rock Soft
Site web: Mad Barn
par: Mad Barn

[s55] - https://www.agrobs.de/en/gipfelstuermer-mineral-p5106/
Titre: Gipfelstürmer Mineral
Site web: agrobs.de
par: AGROBS GmbH

[s56] - https://ceh.vetmed.ucdavis.edu/sites/g/files/dgvnsk4536/files/inline-files/Horse_Report_Fall_2018_web.pdf
Auteur: Carrie J. Finno, DVM, Ph.D.
par: University of California, Davis
Site web: Center for Equine Health
Titre: Horse Report
Date de sortie: Fall 2018
Editeur: University of California, Davis, School of Veterinary Medicine

[s57] - https://botupharma.com/download/mioprox02.pdf
Auteur: C.J. Finno and S.J. Valberg
Date de sortie: 2012
Editeur: American College of Veterinary Internal Medicine
Titre: A Comparative Review of Vitamin E and Associated Equine Disorders
Site web: botupharma.com

[s58] - https://feedxl.com/vitamin-k-for-horses/
Auteur: FeedXL Equine Nutrition Team
par: FeedXL
Site web: FeedXL
Titre: Vitamin K for Horses
Date de sortie: August 25, 2022

[s59] - https://www.grandmeadows.com/the-science/vitamins-minerals/
Titre: Vitamins & Minerals for Horses
Site web: Grand Meadows
par: Grand Meadows, Inc.

[s60] - https://pubmed.ncbi.nlm.nih.gov/34331715/
Auteur: Erin N Hales, Hadi Habib, Gianna Favro, Scott Katzman, R Russell Sakai, Sabin Marquardt, Matthew H Bordbari, Brittni Ming-Whitfield, Janel Peterson, Anna R Dahlgren, Victor Rivas, Carolina Alanis Ramirez, Sichong Peng, Callum G Donnelly, Bobbi-Sue Dizmang, Angelica Kallenberg, Robert Grahn, Andrew D Miller, Kevin Woolard, Benjamin Moeller, Birgit Puschner, Carrie J Finno
par: University of California-Davis
Site web: PubMed
Titre: Increased α-tocopherol metabolism in horses with equine neuroaxonal dystrophy
Date de sortie: 2021-09
Editeur: Wiley Periodicals LLC on behalf of American College of Veterinary Internal Medicine

[s61] - https://pubmed.ncbi.nlm.nih.gov/16426221/
Auteur: Thomas J Divers, John E Cummings, Alexander de Lahunta, Harold F Hintz, Hussni O Mohammed
Date de sortie: 2006-01
Editeur: American Journal of Veterinary Research
Titre: Evaluation of the risk of motor neuron disease in horses fed a diet low in vitamin E and high in copper and iron
Site web: PubMed

[s62] - https://www.distanceriding.org/wp-content/uploads/2017/09/Challenges-of-Endurance-Exercise-Hydration-and-Electrolyte-Depletion.pdf
Auteur: HAROLD C. SCHOTT II
par: Michigan State University
Titre: Challenges of Endurance Exercise: Hydration and Electrolyte Depletion
Site web: Distance Riding

[s63] - https://www.mdpi.com/2306-7381/9/11/626
Titre: Evaluation of Resting Serum Bile Acid Concentrations in Dogs with Sepsis
Site web: MDPI
par: MDPI

[s64] - https://training.arioneo.com/en/blog-thermoregulation-in-horses-how-does-he-regulate-his-body-heat/
Titre: Thermoregulation in horses: how do they regulate their body heat?
Date de sortie: 2022-11-25
par: Arioneo
Site web: Arioneo Training

[s65] - https://animalsciences.rutgers.edu/faculty/mckeever/KennethMcKeever_Publications.pdf
Auteur: Kenneth H. McKeever, Ph.D., FACSM
Site web: Rutgers University
Titre: PUBLICATIONS
Editeur: Elsevier

[s66] - https://hyperdrug.co.uk/horse/supplements-for-horses/respiratory-supplements-for-horses/
Titre: Respiratory Supplements for Horses
Site web: hyperdrug.co.uk
par: Hyperdrug

[s67] - https://mrmjournal.biomedcentral.com/articles/10.1186/s40248-015-0010-7
Auteur: Charlotte Sandersen, Dorothee Bienzle, Simona Cerri, Thierry Franck, Sandrine Derochette, Philippe Neven, Ange Mouytis-Mickalad, Didier Serteyn
Date de sortie: 15 April 2015
Editeur: BMC
Titre: Effect of inhaled hydrosoluble curcumin on inflammatory markers in broncho-alveolar lavage fluid of horses with LPS-induced lung neutrophilia
Site web: Multidisciplinary Respiratory Medicine

[s68] - https://real.mtak.hu/165540/1/Bartos_GALLEY.pdf
Auteur: Ádám Bartos, Nikoletta Such, Fruzsina Vanda Gál
par: Hungarian University of Agriculture and Life Science
Site web: Ecocycles
Titre: The effect of a fermented herbal feed supplement on the digestion of horses
Date de sortie: 2023
Éditeur: European Ecocycles Society

[s69] - https://dengie.com/horse-feeds/healthy-range/healthy-tummy/
Titre: Healthy Tummy
Site web: Dengie
par: Dengie

[s70] - https://www.equinevitality.co.uk/
Titre: Natural health supplements for horses and ponies
Site web: Equine Vitality
par: Equine Vitality

[s71] - http://bmrat.org/index.php/BMRAT/article/view/685
Auteur: Niti Yashvardhini, Samiksha Samiksha, Deepak Kumar Jha   **Titre:** Pharmacological intervention of various Indian medicinal plants in combating COVID-19 infection
Date de sortie: Jul 31, 2021   **Site web:** Biomedical Research and Therapy

[s72] - https://bmcvetres.biomedcentral.com/articles/10.1186/s12917-016-0714-8
Auteur: Hannah Ayrle, Meike Mevissen, Martin Kaske, Heiko Nathues, Niels Gruetzner, Matthias Melzig, Michael Walkenhorst   **Titre:** Medicinal plants – prophylactic and therapeutic options for gastrointestinal and respiratory diseases in calves and piglets? A systematic review
par: BMC Veterinary Research   **Date de sortie:** 2016-06-06
Site web: BMC Veterinary Research   **Editeur:** BioMed Central

[s73] - http://nanobioletters.com/wp-content/uploads/2022/10/LIANBS124.134.pdf
Auteur: Shobhit Prakash Srivastava, Saurav Yadav, Ratnesh Chaubey, Smriti Ojha, Ayush Chandra Mishra, Shalini Yadav, Sudhanshu Mishra   **Titre:** Herbal Immunomodulators: A Powerful Preventive Weapon for COVID-19
par: Dr. M. C. Saxena College of Pharmacy, Lucknow, Uttar Pradesh, India; Department of Pharmaceutical Science & Technology Madan Mohan Malaviya University of Technology, Gorakhpur, Uttar Pradesh, India   **Date de sortie:** 25.09.2022
Site web: nanobioletters.com

[s74] - https://www.happyathillhorsery.com/horse_wound_care_ISP_Relief.html
Titre: Horse Wound Care and First Aid   **par:** Happyat Hill Horsery
Site web: happyathillhorsery.com

[s75] - https://www.cfsph.iastate.edu/thelivestockproject/using-herbs-and-essential-oils-with-dr-karlene-stange-dvm/
Auteur: Dr. Karlene Stange, DVM   **Titre:** Using herbs and essential oils with Dr. Karlene Stange DVM
par: The Livestock Project   **Date de sortie:** February 17, 2023
Site web: Iowa State University

[s76] - https://www.sciencedaily.com/releases/2024/05/240502113715.htm
Auteur: Isabelle B. Laumer, Caroline Schuppli   **Titre:** Wild orangutan treats wound with pain-relieving plant
par: Max-Planck-Gesellschaft   **Date de sortie:** 2024-05-02
Site web: ScienceDaily   **Editeur:** Max-Planck-Gesellschaft

[s77] - https://www.ukvetequine.com/content/clinical/physiotherapy-for-neck-pain-in-the-horse/
Titre: Physiotherapy for Neck Pain in the Horse   **par:** UK Vet Equine
Site web: UK Vet Equine

[s78] - https://www.vetmed.auburn.edu/wp-content/uploads/2018/09/Overview-Of-Rehabilitation-Principles-.pdf
Auteur: Steve Adair MS, DVM, DACVS, DACVSMR   **Titre:** Equine Rehabilitation
par: University of Tennessee Veterinary Medical Center   **Site web:** Auburn University College of Veterinary Medicine

[s79] - https://equinemanualtherapist.com/
par: Equine Manual Therapist   **Site web:** Equine Manual Therapist

[s80] - https://www.drbarbaraparks.com/career-certification-programs
Titre: Career Certification Programs   **par:** Dr. Barbara Parks
Site web: drbarbaraparks.com

[s81] - https://physioequinesolutions.com/2019/05/20/equine-rehabilitation/
Auteur: Dr. Emily Shields, PT, CCS, CERP   **Titre:** Equine Rehabilitation
par: Physio Equine Solutions   **Date de sortie:** May 20, 2019
Site web: Physio Equine Solutions

[s82] - https://www.resilientequine.com/blog/neurosomatic-therapy
Auteur: Jessica Parker   **Titre:** NeuroSomatic Therapy
par: Resilient Equine   **Date de sortie:** Jul 10
Site web: resilientequine.com

[s83] - https://vetmed.tennessee.edu/vmc/equinehospital/equineperformancerehab/
Titre: Equine Performance & Rehabilitation   **par:** University of Tennessee
Site web: University of Tennessee Veterinary Medical Center

[s84] - http://www.hendersonequineclinic.com/veterinary-kinesiotaping
Auteur: Dr. Bonny Henderson, Dr. Lauren Powell, Dr. Emily Tuttle   **Titre:** Veterinary Kinesiotaping
par: Henderson Equine Clinic   **Site web:** Henderson Equine Clinic

[s85] - https://www.jessicalimpkin.co.uk/jessica-limpkin-equine-massage-blog/kinesiology-taping-for-equine-therapists-with-jo-rose
Auteur: Jessica Limpkin   **Titre:** Kinesiology Taping for Equine Therapists with Jo Rose
par: Rose Therapy   **Date de sortie:** November 19, 2021
Site web: Jessica Limpkin Equine Massage Therapy

[s86] - https://www.ncsuvetce.com/product/equine-kinesiology-taping-course-ii-hands-on-lab-december-7th-2024-lake-worth-fl/
Titre: Equine Kinesiology Taping Course II – (HANDS-ON LAB)   **par:** North Carolina State University
Date de sortie: December 7, 2024   **Site web:** NCSU VetCE

[s87] - https://www.thysol.com.au/kinesiology-taping-courses/equine/
Titre: Equine Kinesiology Taping Course   **par:** THYSOL
Site web: thysol.com.au

[s88] - https://www.animantia.it/welfare-rehabilitation/equine-therapies/
Titre: Equine Therapies   **par:** Animantia
Date de sortie: 2021-12-29   **Site web:** animantia.it

[s89] - https://www.vetmed.auburn.edu/wp-content/uploads/2018/09/Overview-Of-Rehabilitation-Principles-.pdf
Auteur: Steve Adair MS, DVM, DACVS, DACVSMR   **Titre:** Equine Rehabilitation
par: University of Tennessee Veterinary Medical Center   **Site web:** Auburn University College of Veterinary Medicine

[s90] - https://www.theplaidhorse.com/2024/01/30/baby-steps-early-therapy-on-young-horses-will-pay-dividends-later/
Auteur: Laura Stephenson   **Titre:** Baby Steps: Early Therapy On Young Horses Will Pay Dividends Later
par: The Plaid Horse   **Date de sortie:** 2024-01-30
Site web: The Plaid Horse

[s91] - https://www.horsebarnsupplies.com/equine-rehabilitation
Titre: 7 Physical Therapy Techniques Used to Reduce Chronic Pain in Horses   **par:** J&E Grill Manufacturing
Site web: Horse Barn Supplies

[s92] - https://www.weitzequine.com/equine-acupuncture
Auteur: Dr. Melissa   **Titre:** Equine Acupuncture
par: Weitz Equine Veterinary Services   **Site web:** Weitz Equine

[s93] - https://www.midatlanticequine.com/integrative-medicine.html
Auteur: Dr. Sullivan
par: Mid-Atlantic Equine Medical Center
Titre: Integrative Medicine
Site web: Mid-Atlantic Equine Medical Center

[s94] - https://vetmed.tennessee.edu/vmc/equinehospital/equineacupuncture/
Titre: Acupuncture and Chiropractic
Site web: University of Tennessee College of Veterinary Medicine
par: University of Tennessee Institute of Agriculture

[s95] - https://www.research.va.gov/currents/0317-2.cfm
Auteur: Mitch Mirkin
par: U.S. Department of Veterans Affairs
Site web: VA Research Currents
Titre: Study: Electroacupuncture eases pain through stem-cell release
Date de sortie: March 16, 2017

[s96] - https://pubmed.ncbi.nlm.nih.gov/18550160/
Auteur: W A Schofield
par: Hagyard Equine Medical Institute
Site web: PubMed
Titre: Use of acupuncture in equine reproduction
Date de sortie: 2008-06-11
Editeur: Theriogenology

[s97] - https://pubmed.ncbi.nlm.nih.gov/15460072/
Auteur: D V Wilson, C E Berney, D L Peroni, D R Mullineaux, N E Robinson
par: Michigan State University
Site web: PubMed
Titre: The effects of a single acupuncture treatment in horses with severe recurrent airway obstruction
Date de sortie: 2004-09
Editeur: Equine Veterinary Journal

[s98] - https://bevas.eu/
Auteur: Dr. Emiel Van den Bosch
par: BEVAS (Belgian Veterinary Acupuncture Society)
Titre: Veterinary Acupuncture Training and Certification
Site web: bevas.eu

[s99] - https://veterinarypage.vetmed.ufl.edu/2018/10/15/new-uf-equine-acupuncture-center-opens-in-marion-county/
Auteur: Dr. Huisheng Xie
par: University of Florida
Site web: veterinarypage.vetmed.ufl.edu
Titre: New UF Equine Acupuncture Center opens in Marion County
Date de sortie: September 4, 2018
Editeur: University of Florida College of Veterinary Medicine

[s100] - https://www.equineosteopathy.org/
Titre: Uniting the Profession of Equine Osteopathy
Site web: Equine Osteopathy
par: Worldwide Alliance of Equine Osteopaths (WAEO)

[s101] - https://actavet.vfu.cz/media/pdf/actavet_2022091040347.pdf
Auteur: Giedré Vokietyté -Vilénišké, Simona Nagreckiené, Iveta Duliebaité, Vytuolis Žilaitis
par: Lithuanian University of Health Sciences
Site web: actavet.vfu.cz
Titre: Effectiveness of cranial osteopathy therapy on nociception in equine back as evaluated by pressure algometry
Date de sortie: 2022-10-10
Editeur: ACTA VET. BRNO

[s102] - https://carolynmcgregorosteopath.com/carolyn-mcgregor-osteopathy-homoeopathy-healing/equine-and-animal-osteopathy-and-healing/
Auteur: Carolyn McGregor
Site web: carolynmcgregorosteopath.com
Titre: Equine and Animal Osteopathy with Healing

[s103] - https://international-animalhealth.com/wp-content/uploads/2017/12/Homeopathy-in-animals.pdf
Auteur: Peter Lees, Danny Chambers, Ludovic Pelligand, Pierre-Louis Toutain, Martin Whitehead
par: International Animal Health Journal
Titre: Homeopathy in Animals: Yesterday and Today ... But Tomorrow?
Site web: International Animal Health

[s104] - https://pubmed.ncbi.nlm.nih.gov/11212087/
Auteur: M Elliott
par: Kingley Veterinary Centre
Site web: PubMed
Titre: Cushing's disease: a new approach to therapy in equine and canine patients
Date de sortie: 2001-01
Editeur: Br Homeopath J

[s105] - https://vetdergikafkas.org/uploads/pdf/pdf_KVFD_L_1974.pdf
Auteur: Çağla PARKAN YARAMIŞ, Marie-Noëlle ISSAUTIER, Sinem ULGEN SAKA, Berjan DEMİRTAŞ, Dilek OLGUN ERDİKMEN, Mehmet Erman OR
par: İstanbul University
Site web: Kafkas University Veterinary Faculty Journal
Titre: Homeopathic Treatments in 17 Horses with Stereotypic Behaviours
Date de sortie: 27.04.2016

[s106] - https://cam4animals.co.uk/veterinary-homeopathic-research/
Auteur: Dr. Petra Weiermayer
par: CAM4Animals
Site web: CAM4Animals
Titre: Veterinary homeopathic research
Date de sortie: 2019-04-18

[s107] - https://iavh.org/en/for-veterinarians/research/
Auteur: Dr. Petra Weiermayer
par: IAVH (International Association for Veterinary Homeopathy)
Titre: Research in Veterinary Homeopathy
Site web: IAVH

[s108] - https://www.nycavma.org/modalities.html
Titre: Modalities
Site web: NYCAVMA
par: New York Complementary & Alternative Veterinary Medical Association

[s109] - https://lakewoodanimalhospital.ca/wp-content/uploads/sites/106/2014/12/Bach-Flower-Remedies.pdf
Titre: Bach Flower Remedies: Applications in Animals
Site web: lakewoodanimalhospital.ca
par: Lakewood Animal Hospital

[s110] - http://www.hampshireholisticvet.co.uk/
Auteur: Dr. Dean Hawkins
par: Hampshire Veterinary Hospital
Titre: Holistic Veterinary Medicine
Site web: Hampshire Holistic Vet

[s111] - https://equinenaturalhealth.co.uk/rescue-remedy-for-horses/
Titre: Rescue Remedy For Horses
Date de sortie: September 21, 2018
par: Equine Natural Health
Site web: The Guide to Equine Natural Health

[s112] - https://www.bachfloweradvice.co.uk/bach-flowers-and-animals/bach-flower-for-horses
Auteur: Tom Vermeersch
par: Bach Flower Advice
Titre: Bach Flower for Horses
Site web: Bach Flower Advice

[s113] - https://www.creaturecomforters.org/flower-power.html
Auteur: Jane Stevenson
par: Creature Comforters
Site web: Creature Comforters
Titre: Flower Power! The natural way to ease stress
Date de sortie: June 2006

[s114] - https://www.blackdiamondvet.com/blog/evacuating-wildfires-with-horses
Auteur: Caelli Edmonds
par: Black Diamond Veterinary
Site web: blackdiamondvet.com
Titre: Evacuating Wildfires with Horses
Date de sortie: July 9, 2024

[s115] - https://www.aspcapro.org/resource/how-make-pet-first-aid-kit
Titre: How to Make a Pet First Aid Kit | par: | American Society for the Prevention of Cruelty to Animals (ASPCA)
Site web: ASPCApro

[s116] - https://ddvh.com.au/management-of-equine-wounds-part-2-more-serious-wound-repair/
Auteur: Darling Downs Vets | Titre: | Management of equine wounds Part 2 – more serious wound repair
Date de sortie: 2017-11-23 | Site web: | Darling Downs Vets

[s117] - https://equineinstitute.org/new-blog/horse-first-aid-essentials
Auteur: April Johnston | Titre: | Horse First Aid Essentials: Be Prepared for Equine Emergencies on and off the Trail
par: The Equine Institute | Date de sortie: | December 08, 2023
Site web: equineinstitute.org

[s118] - https://equestrian.ca/wp-content/uploads/cdn/storage/resources_v2/Equine%20Care%20Program%20-%20Facility%20Manual%20EN%202022-08-11.pdf
Auteur: Equestrian Canada | Titre: | Equine Care Program - Facility Manual
Date de sortie: 2022-08-11 | Site web: | equestrian.ca

[s119] - https://vetmedbiosci.colostate.edu/vth/services/equine-field-service/equine-recommended-deworming-schedule/
Titre: Equine Recommended Deworming Schedule | par: | Colorado State University
Site web: Colorado State University Veterinary Teaching Hospital

[s120] - https://ceh.vetmed.ucdavis.edu/sites/g/files/dgvnsk4536/files/local_resources/pdfs/pubs-July2013HR-sec.pdf
Auteur: Dr. Claudia Sonder | Titre: | Transporting Horses by Road and Air: Recommendations for Reducing the Stress
par: Center for Equine Health | Date de sortie: | July 2013
Site web: University of California, Davis

[s121] - https://www.fda.gov/animal-veterinary/animal-drug-compounding/qa-gfi-256-compounding-animal-drugs-bulk-drug-substances
Auteur: U.S. Food and Drug Administration | Titre: | Q&A: GFI #256 - Compounding Animal Drugs from Bulk Drug Substances
Date de sortie: August 27, 2024 | Site web: | FDA

[s122] - https://aurorapharmaceutical.com/wp-content/uploads/2021/08/Essentials-V4-Iss-2-September-2021.pdf
Auteur: Valerie Coerver, DVM | Titre: | Essentials Volume 4 Issue 2
par: Aurora Pharmaceutical, Inc. | Date de sortie: | September 2021
Site web: Aurora Pharmaceutical

[s123] - https://www.cfsph.iastate.edu/Disinfection/Assets/Disinfection101.pdf
Titre: Disinfection 101 | par: | CFSPH
Date de sortie: 2023 | Site web: | CFSPH

[s124] - https://pubmed.ncbi.nlm.nih.gov/7579639/
Auteur: R M Dwyer | Titre: | Disinfecting equine facilities
Date de sortie: 1995-06 | Site web: | PubMed
Editeur: Rev Sci Tech

[s125] - https://equine.ca.uky.edu/news-story/lots-elbow-grease-disinfection-project-0
Titre: Lots of Elbow Grease for Disinfection Project | par: | University of Kentucky
Date de sortie: October, 2013 | Site web: | Ag Equine Programs

[s126] - https://www.cdfa.ca.gov/ahfss/animal_health/pdfs/I.pdf
Titre: Biosecurity- Keeping your Horse Healthy at Equine Events | par: | California Department of Food and Agriculture
Site web: California Department of Food and Agriculture

[s127] - https://www.equineguelph.ca/pdf/facts/bio_security_info_FINAL.pdf
Auteur: Alicia Skelding | Titre: | Biosecurity for Horse Owners
par: Equine Guelph | Site web: | Equine Guelph
Editeur: University of Guelph

[s128] - https://www.vet.upenn.edu/about/news-room/bellwether/new-bolton-post/new-bolton-post-summer-2014/penn-vet-experts-advise-community-on-equine-herpes-virus
Auteur: Louisa Shepard | Titre: | Penn Vet Experts Advise Community on Equine Herpesvirus
par: University of Pennsylvania School of Veterinary Medicine | Date de sortie: | Jul 21, 2014
Site web: University of Pennsylvania School of Veterinary Medicine

[s129] - https://www.ed.ac.uk/sites/default/files/imports/fileManager/dvepfactsheet-woundcare.pdf
Titre: Dick Vet Equine Practice Fact Sheet: Wound Care | par: | Dick Vet Equine Practice
Site web: www.dickvetequine.com

[s130] - https://www.vetvoice.com.au/ec/horses/wound-care/
Titre: Equine Wound Care | par: | Australian Veterinary Association
Site web: Vet Voice

[s131] - https://blackdownequineclinic.com/wp-content/uploads/2017/12/Wounds_Fact_Sheet.pdf
Titre: Wound Care Fact Sheet | par: | Blackdown Equine Clinic
Site web: Blackdown Equine Clinic

[s132] - https://ddvh.com.au/management-of-equine-wounds-part-1-what-horse-owners-need-to-know/
Auteur: Darling Downs Vets | Titre: | Management of equine wounds Part 1 – what horse owners need to know
Date de sortie: 2017-10-26 | Site web: | Darling Downs Vets
Editeur: Horse Deals Magazine

[s133] - https://vetmed.tamu.edu/news/pet-talk/topical-wound-care-for-horses/
Auteur: Dr. Glennon Mays | Titre: | Topical Wound Care for Horses
par: Texas A&M University | Date de sortie: | June 2, 2011
Site web: Texas A&M College of Veterinary Medicine & Biomedical Sciences

[s134] - https://alpineequine.net/blog/244653-novembers-focus-is-wound-healing-wound-management-in-the-horse-part-1
Titre: November's focus is wound healing-Wound Management in the horse-part 1 | par: | Alpine Equine Hospital
Date de sortie: Nov. 27, 2020 | Site web: | Alpine Equine

[s135] - https://www.liverpool.ac.uk/equine/common-conditions/colic/what-is-colic/
Titre: What is colic? | par: | University of Liverpool
Site web: University of Liverpool

[s136] - https://www.ed.ac.uk/files/imports/fileManager/dvepfactsheet-colic.pdf
Titre: Colic Fact Sheet | par: | The Dick Vet Equine Practice
Site web: www.dickvetequine.com

[s137] - https://vmc.usask.ca/care/equine-health/resources/colic.php
Titre: Equine Colic | par: | Western College of Veterinary Medicine
Site web: University of Saskatchewan

[s138] - https://www.ivsajournals.com/article_157954_29f9421580f17dfd41c583917646fa4a.pdf
Auteur: Seyed Mehdi Ghamsari, Fereidoon Saberi Afshar, **Titre:** Acute Equine Colic due to the Diaphragmatic Hernia: Two Cases
Alireza Bashiri, Peyman Azizi, Omid Azari
par: Iranian Veterinary Surgery Association **Date de sortie:** 24 September 2022
Site web: Iranian Journal of Veterinary Surgery

[s139] - https://pubmed.ncbi.nlm.nih.gov/23428423/
Auteur: V E N Copas, A E Durham, C H Stratford, B C **Titre:** In equine grass sickness, serum amyloid A and fibrinogen are elevated, and can aid differential diagnosis from non-inflammatory causes of colic
McGorum, B Waggett, R S Pirie
par: Liphook Equine Hospital **Date de sortie:** 2013-04-13
Site web: PubMed **Editeur:** Veterinary Record

[s140] - https://www.nj.gov/agriculture/animalemergency/prepare/disasteraction.shtml
Titre: Disaster Action Guidelines for Horse and **par:** New Jersey Department of Agriculture
Livestock Owners
Site web: NJ.gov

[s141] - https://equineinstitute.org/new-blog/horse-injury-emergency-response
Auteur: April Johnston **Titre:** Essential Horse Injury Emergency Response: Recognizing Signs, When to Call Vet, and Taking Action
par: The Equine Institute **Date de sortie:** December 01, 2023
Site web: Equine Institute

[s142] - https://www.ksvhc.org/services/equine/timely-topics/trailtalk-june2023.html
Auteur: Dr. Bethany Roof **Titre:** Equine Emergency Preparedness: Developing an Effective Equine Emergency Plan
par: Kansas State University **Date de sortie:** June 2023
Site web: Kansas State University Veterinary Health Center

[s143] - https://equineinstitute.org/new-blog/heat-stroke-in-horses
Auteur: April Johnston **Titre:** Quick Response to Heat Stroke in Horses: Effective First Aid Measures
par: The Equine Institute **Date de sortie:** December 01, 2023
Site web: Equine Institute

[s144] - https://oldwaterlooequine.com/news-info/first-aid-kits/
Titre: First Aid Kits **par:** Old Waterloo Equine Clinic
Site web: oldwaterlooequine.com

[s145] - https://extension.colostate.edu/topic-areas/agriculture/wildfire-preparedness-for-horse-owners-1-817/
Auteur: N. Striegel **Titre:** Wildfire Preparedness for Horse Owners – 1.817
par: Colorado State University Extension **Date de sortie:** 3/14
Site web: Colorado State University Extension

[s146] - http://www.valleyequineveterinary.com/equine-services
par: Valley Equine Veterinary Service Inc **Site web:** valleyequineveterinary.com

[s147] - https://www.eliteequinemobiledentistry.com/services
Titre: Services **par:** Elite Equine Mobile Dentistry, PLLC
Site web: Elite Equine Mobile Dentistry

[s148] - https://alpinehospital.com/healthy-teeth-happy-horse-2/
Auteur: Louise Marron, DVM **Titre:** Healthy Teeth Happy Horse
par: Alpine Animal Hospital **Date de sortie:** Feb 2, 2017
Site web: Alpine Animal Hospital

[s149] - https://alpineequine.net/dentistry-and-dental-surgery
Auteur: Dr. Maker **Titre:** Dentistry and Dental Surgery
par: Alpine Equine Hospital **Site web:** Alpine Equine

[s150] - https://www.evergreenequinevet.com/services/dentistry
Titre: Dentistry **par:** Evergreen Equine Veterinary Practice
Date de sortie: 2024 **Site web:** Evergreen Equine Veterinary Practice

[s151] - https://www.ksvhc.org/services/equine/timely-topics/trailtalk-April19-vaccinations.html
Titre: Vaccination Reminders **par:** Kansas State University
Date de sortie: April 2019 **Site web:** Kansas State University Veterinary Health Center

[s152] - https://leginfo.legislature.ca.gov/faces/codes_displaySection.xhtml?lawCode=BPC§ionNum=4827.
Titre: Business and Professions Code - BPC Section **par:** California Legislature
4827
Date de sortie: 2021-01-01 **Site web:** leginfo.legislature.ca.gov

[s153] - https://www.depts.ttu.edu/vetschool/research/research-areas/disease-ecology-management-prevention-focus/index.php
Titre: Faculty Disease Ecology, Management, and **par:** Texas Tech University
Prevention Research Focuses
Site web: Texas Tech University School of Veterinary Medicine

[s154] - https://vetmed.tamu.edu/dvm/resources/curriculum/
Titre: DVM Professional Program Curriculum **par:** Texas A&M University
Site web: Texas A&M College of Veterinary Medicine & Biomedical Sciences

[s155] - https://www.aspcapro.org/topics-shelter-medicine/intake-preventive-care
Titre: Intake & Preventive Care **par:** American Society for the Prevention of Cruelty to Animals
Site web: aspcapro.org

[s156] - https://vetmed.tennessee.edu/wp-content/uploads/sites/4/UTCVM_HorseParasiteControl.pdf
Auteur: Dr. Amy Lee Macintire & Dr. José R. Castro **Titre:** Horse Parasite Control: Strategic Deworming
par: University of Tennessee College of Veterinary **Date de sortie:** 2018-12-21
Medicine
Site web: vetmed.tennessee.edu **Éditeur:** University of Tennessee College of Veterinary Medicine

[s157] - https://vet.tufts.edu/tufts-veterinary-field-service/specialties-services/equine/routine-wellness-care
Titre: Routine & Wellness Care **par:** Tufts Veterinary Field Service
Site web: Tufts University

[s158] - https://vetmedbiosci.colostate.edu/vth/wp-content/uploads/sites/7/2021/01/recommended-equine-deworming-schedule.pdf
Titre: Recommended Equine Deworming Schedule **par:** Colorado State University
Site web: Colorado State University Veterinary Medicine and Biomedical Sciences

[s159] - https://vetmed.tamu.edu/news/pet-talk/texas-am-parasitologist-offers-suggestions-for-horse-deworming-treatments-in-texas/
Auteur: Dr. Thomas Craig **Titre:** Texas A&M Parasitologist Offers Suggestions for Horse Deworming Treatments in Texas
par: Texas A&M University **Date de sortie:** July 20, 2012
Site web: Texas A&M Veterinary Medicine & Biomedical Sciences

[s160] - https://edis.ifas.ufl.edu/publication/VM251
Auteur: Jennifer Bearden, Brittany Justesen, and Sally DeNotta
par: University of Florida
Site web: UF/IFAS Extension
Titre: Developing a Deworming Program for Florida Horses
Date de sortie: 2023-02-16
Editeur: UF/IFAS Veterinary Medicine—Large Animal Clinical Sciences Department

[s161] - https://www.nwequinevet.com/services/vaccines-and-deworming
Titre: Vaccinations and Deworming
Site web: Northwest Equine Veterinary Associates
par: Northwest Equine Veterinary Associates

[s162] - https://aaep.org/wp-content/uploads/2024/05/Internal-Parasite-Guidelines_Updated.pdf
Auteur: AAEP
Date de sortie: 2024
Titre: AAEP Internal Parasite Control Guidelines
Site web: aaep.org

[s163] - https://equineinstitute.org/new-blog/treating-hoof-ailments
Auteur: April Johnston
par: The Equine Institute
Site web: Equine Institute
Titre: Expert Tips for Treating Hoof Ailments & Boosting Horse Health
Date de sortie: December 01, 2023

[s164] - https://cavallofarms.com/equine-elegance-a-guide-to-happy-healthy-horse-care/
Titre: Equine Elegance: A Guide to Happy & Healthy Horse Care
Date de sortie: February 4, 2024
par: Cavallo Farms
Site web: Cavallo Farms

[s165] - https://lifedatalabs.com/blog/tag/balanced-hooves/
Titre: The Importance of Maintaining a Regular Farrier Schedule
Date de sortie: March 30, 2018
par: Life Data Labs, Inc.
Site web: Life Data® Blog

[s166] - https://reiterwelt.eu/blogs/our-latest-posts/why-do-horses-need-horseshoes
Titre: Why do horses need horseshoes?
Date de sortie: May 10, 2024
par: ReiterWelt
Site web: ReiterWelt

[s167] - http://laneendfarm.com/farriery/
Titre: Professional Farrier Services at Lane End Farm in Somerset
Site web: Lane End Farm
par: Lane End Farm

[s168] - https://www.extension.purdue.edu/extmedia/id/id-321-w.pdf
Auteur: Kate Hepworth, Dr. Michael Neary, Dr. Simon Kenyon
par: Purdue University Cooperative Extension Service
Site web: Purdue University Extension
Titre: Hoof Anatomy, Care and Management in Livestock
Date de sortie: 10/04
Editeur: Purdue University Cooperative Extension Service

[s169] - https://www.lamenessprevention.org/site_page.cfm?pk_association_webpage_menu=6600
Titre: E.L.P.O. Education Courses
Site web: Equine Lameness Prevention Organization
par: Equine Lameness Prevention Organization

[s170] - https://www.nerdfitness.com/blog/how-to-build-your-own-workout-routine/
Auteur: Steve Kamb
par: Nerd Fitness
Site web: Nerd Fitness
Titre: How To Build Your Own Workout Routine: Plans, Schedules, and Exercises
Date de sortie: June 12, 2024

[s171] - https://research.med.psu.edu/oncology-nutrition-exercise/patient-guides/strength-training/
Titre: Introduction to Strength Training
Site web: Penn State College of Medicine
par: Penn State College of Medicine

[s172] - https://www.betterhealth.vic.gov.au/health/healthyliving/resistance-training-health-benefits
Titre: Resistance training – health benefits
Date de sortie: 2007-07-31
par: Better Health Channel
Site web: Better Health Channel

[s173] - https://pubmed.ncbi.nlm.nih.gov/20847704/
Auteur: Brad J Schoenfeld
par: Global Fitness Services
Site web: PubMed
Titre: The mechanisms of muscle hypertrophy and their application to resistance training
Date de sortie: 2010-10
Editeur: J Strength Cond Res

[s174] - https://pubmed.ncbi.nlm.nih.gov/15064596/
Auteur: William J Kraemer, Nicholas A Ratamess
Date de sortie: 2004-04
Editeur: Med Sci Sports Exerc
Titre: Fundamentals of resistance training: progression and exercise prescription
Site web: PubMed

[s175] - https://horsesport.com/magazine/health/developing-equine-athleticism-strength-fitness-plan/
Auteur: Jec Aristotle Ballou
par: Horse Sport
Site web: Horse Sport
Titre: Developing Equine Athleticism: A Strength & Fitness Plan
Date de sortie: June 10, 2024

[s176] - https://www.horsejournals.com/riding-training/english/dressage/best-cavalletti-exercises-walk-trot-and-canter
Auteur: Jec Aristotle Ballou
par: Canadian Horse Journal
Site web: Horse Journals
Titre: The Best Cavalletti Exercises for Walk, Trot, and Canter
Date de sortie: October 19, 2024

[s177] - https://www.horse-gym-2000.net/treadmill-study.html
Titre: Treadmill Study
Site web: Horse Gym 2000
par: Horse Gym 2000 GmbH

[s178] - https://christinakeim.com/2015/12/
Auteur: Christina Keim
Date de sortie: 2015-12-30
Titre: Motivating the Lazy Equine Athlete
Site web: christinakeim.com

[s179] - https://www.distanceriding.org/condition-horse-like-pro/
Auteur: Nancy S. Loving, DVM
par: SEDRA (South Eastern Distance Riders Association)
Site web: distanceriding.org
Titre: Condition Your Horse Like a Pro
Date de sortie: Apr 17, 2018

[s180] - https://equestology.com.au/trainingscience/strengthtraining
Auteur: Equestology Sport Horse Science
Date de sortie: February 4, 2018
Titre: Strength Training For The Equine Athlete
Site web: Equestology

[s181] - https://www.ukvetequine.com/content/clinical/muscle-hypertrophy-and-its-relevance-to-horses/
Titre: Muscle Hypertrophy and Its Relevance to Horses
Site web: UK Vet Equine
par: UK Vet Equine

[s182] - https://www.ukvetequine.com/content/clinical/muscle-hypertrophy-and-its-relevance-to-horses/
Titre: Muscle Hypertrophy and Its Relevance to Horses
Site web: UK Vet Equine
par: UK Vet Equine

[s183] - https://jps.biomedcentral.com/articles/10.1007/s12576-017-0575-3
Auteur: Hirofumi Miyata, Rika Itoh, Fumio Sato, Naoya **Titre:** Effect of Myostatin SNP on muscle fiber Takebe, Tetsuro Hada, Teruaki Tozaki — properties in male Thoroughbred horses during training period
Date de sortie: 20 October 2017 **Site web:** The Journal of Physiological Sciences
Editeur: BMC

[s184] - https://rsdjournal.org/index.php/rsd/article/view/13204
Auteur: Paula Gomes Rodrigues, Katia de Oliveira, **Titre:** Muscle and biomechanical response time in patrol Stéphanie de Souza Vitório Alves, Camila — horses submitted to functional training
Fernada Fidêncio, Clístenes Gomes de Oliveira,
Lahesgyla Nascimento Fontes, José Miradelson
Oliveira Carvalho, Camilla Mendonça Silva,
Anselmo Domingos Ferreira Santos
par: Universidade Federal de Sergipe, Universidade **Site web:** Research, Society and Development
Estadual Paulista

[s185] - https://www.agrobs.de/en/know-how-advice/topics/building-muscle-through-diet-and-training-834/
Titre: Building muscle through diet and training **par:** AGROBS GmbH
Site web: AGROBS

[s186] - https://nouvelleresearch.com/index.php/articles/14930-building-topline-horse-importance-of-nutrition-and-gut-health
Auteur: Tom Schell **Titre:** Building the Topline in the Horse: The Importance of Nutrition and Gut Health
par: Nouvelleresearch **Site web:** Nouvelleresearch

[s187] - https://www.vitafloor.com/news/tips-for-treating-soft-tissue-injuries-in-horses/
Titre: Tips for Treating Soft Tissue Injuries in Horses **par:** Vitafloor
Date de sortie: 2023-08-11 **Site web:** Vitafloor

[s188] - https://www.mdpi.com/2076-2615/13/4/657
Titre: Longitudinal Training and Workload Assessment **par:** MDPI
in Young Friesian Stallions in Relation to Fitness,
Part 2—An Adapted Training Program
Site web: MDPI **Éditeur:** MDPI

[s189] - https://vet.purdue.edu/esmc/files/documents/EHU%20Summer%202023.pdf
Auteur: Megan Bolger, DVM Class of 2023; Dr. Camilla **Titre:** Equine Health Update
Jamieson; Drs. Carla Olave and Emily Hess;
Lindsey Takacs, DVM Class of 2023
par: Purdue University **Date de sortie:** 2023
Site web: Purdue University College of Veterinary **Éditeur:** Donald J. McCrosky Equine Sports Medicine
Medicine — Center

[s190] - https://www.kohnkesown.com/wp-content/uploads/2020/07/C7-Sacroiliac-Pain-Factsheet-2020.pdf
Auteur: Dr John Kohnke BVSc RDA **Titre:** Sacroiliac Pain
par: Kohnke's Own **Date de sortie:** 2020
Site web: Kohnke's Own

[s191] - https://www.nature.com/articles/s41467-022-35390-3
Auteur: David E. Lee, Lauren K. McKay, Akshay Bareja, **Titre:** Meteorin-like is an injectable peptide that can Yongwu Li, Alastair Khodabukus, Nenad Bursac, — enhance regeneration in aged muscle through Gregory A. Taylor, Gurpreet S. Baht, James P. — immune-driven fibro/adipogenic progenitor White — signaling
par: Nature Communications **Date de sortie:** 2022-12-09
Site web: Nature **Éditeur:** Nature Publishing Group

[s192] - https://veteriankey.com/biomechanics-of-locomotion-in-the-athletic-horse/
Auteur: Eric Barrey **Titre:** Biomechanics of locomotion in the athletic horse
par: Veterinary Key **Site web:** Veterinary Key

[s193] - https://pubmed.ncbi.nlm.nih.gov/6519042/
Auteur: D H Leach, K Ormrod, H M Clayton **Titre:** Standardised terminology for the description and analysis of equine locomotion
Date de sortie: 1984-11 **Site web:** PubMed
Editeur: Equine Veterinary Journal

[s194] - https://edis.ifas.ufl.edu/publication/AN332
Auteur: Laura Patterson Rosa, Carissa Wickens, **Titre:** Genetic Selection for Gaits in the Horse
Samantha A. Brooks
par: University of Florida **Site web:** UF/IFAS

[s195] - https://research.utwente.nl/files/299379592/Accurate_Horse_Gait.pdf
Auteur: Hamed Darbandi, Filipe Serra Bragança, Berend **Titre:** Accurate Horse Gait Event Estimation Using an Jan van der Zwaag, Paul Havinga — Inertial Sensor Mounted on Different Body Locations
par: University of Twente, Utrecht University **Date de sortie:** 2022
Site web: University of Twente **Éditeur:** IEEE

[s196] - https://www.nature.com/articles/nature11399
Auteur: Lisa S. Andersson, Martin Larhammar, Fatima **Titre:** Mutations in DMRT3 affect locomotion in horses Memic, Hanna Wootz, Doreen Schwochow, Carl- — and spinal circuit function in mice
Johan Rubin, Kalicharan Patra, Thorvaldur
Arnason, Lisbeth Wellbring, Göran Hjälm, Freyja
Imsland, Jessica L. Petersen, Molly E. McCue,
James R. Mickelson, Gus Cothran, Nadav Ahituv,
Lars Roepstorff, Sofia Mikko, Anna Vallstedt,
Gabriella Lindgren, Leif Andersson, Klas
Kullander
par: Nature **Date de sortie:** 29 August 2012
Site web: nature.com

[s197] - https://www.nature.com/articles/s41467-024-47443-w
Auteur: Milad Shafiee, Guillaume Bellegarda, Auke **Titre:** Viability leads to the emergence of gait transitions Ijspeert — in learning agile quadrupedal locomotion on challenging terrains
par: Nature Communications **Date de sortie:** 09 April 2024
Site web: nature.com **Éditeur:** Nature Publishing Group

[s198] - https://link.springer.com/article/10.1007/s10803-023-06174-5
Auteur: Juan Vives-Vilarroig, Paola Ruiz-Bernardo, **Titre:** Effects of Horseback Riding on the Postural Andrés García-Gómez — Control of Autistic Children: A Multiple Baseline Across-subjects Design
Date de sortie: 21 January 2024 **Site web:** Springer
Editeur: Journal of Autism and Developmental Disorders

[s199] - https://www.davethindmethod.com/blog/introspection-and-proprioception
Auteur: Dave Thind **Titre:** Can Past Falls or Other Long-Ago Experiences Silently be Hindering Your Progress?
par: Dave Thind Method **Date de sortie:** 2023-09-29
Site web: Dave Thind Method

[s200] - https://yourdressage.org/2019/10/09/the-neurologic-dressage-horse/
Auteur: Heather Smith Thomas / Titre: The Neurologic Dressage Horse
par: YourDressage.org / Date de sortie: 2019-10-09
Site web: YourDressage.org

[s201] - https://www.nature.com/articles/srep08169
Auteur: Yasuhiro Fukuoka, Yasushi Habu, Takahiro Fukui / Titre: A simple rule for quadrupedal gait generation determined by leg loading feedback: a modeling study
par: Nature Publishing Group / Date de sortie: 2015-02-02
Site web: Nature / Editeur: Scientific Reports

[s202] - https://www.horsejournals.com/riding-training/english/dressage/building-stronger-horses
Auteur: Jec A. Ballou / Titre: Building Stronger Horses
par: Horse Journals / Date de sortie: October 4, 2020
Site web: Horse Journals

[s203] - https://www.equitopiacenter.com/educators/dr-karin-liebbrandt/
Auteur: Dr. Karin Leibbrandt / Titre: Horse Rehabilitation & Training
par: Equitopia Center / Site web: Equitopia Center

[s204] - https://www.performancefooting.com/blog/horse-biomechanics/
Titre: Horse Biomechanics: The Key to Optimal Performance / par: Performance Footing
Date de sortie: Aug 19, 2020 / Site web: Performance Footing

[s205] - https://pubmed.ncbi.nlm.nih.gov/19406498/
Auteur: Miroslav Janura, Christian Peham, Tereza Dvorakova, Milan Elfmark / Titre: An assessment of the pressure distribution exerted by a rider on the back of a horse during hippotherapy
par: Palacky University Olomouc / Date de sortie: 2009-04-29
Site web: PubMed / Editeur: Hum Mov Sci

[s206] - https://jneuroengrehab.biomedcentral.com/articles/10.1186/s12984-021-00929-w
Auteur: Priscilla Lightsey, Yonghee Lee, Nancy Krenek, Pilwon Hur / Titre: Physical therapy treatments incorporating equine movement: a pilot study exploring interactions between children with cerebral palsy and the horse
Date de sortie: 2021-09-06 / Site web: Journal of NeuroEngineering and Rehabilitation
Editeur: BMC

[s207] - https://training.arioneo.com/en/the-racehorses-training-monitoring/
Auteur: Emmanuelle Van Erck / Titre: Racehorse's Training Monitoring
par: Arioneo / Site web: Arioneo

[s208] - https://www.alancouzens.com/blog/fitness_and_health.html
Auteur: Alan Couzens, MS (Sports Science) / Titre: Fitness, Health and Performance: One but not the same. (Lessons from our horsey friends)
Date de sortie: March 14th, 2015 / Site web: Alan Couzens

[s209] - https://www.e-jvc.org/journal/view.html?doi=10.17555/jvc.2023.40.6.464
Auteur: Seung-Ho Ryu, HeeEun Song, Eliot Forbes, Byung-Sun Kim, Joon-Gyu Kim, Ki-Jeong Na / Titre: A Pilot Study on the Heart Rates of Jeju Horses during Race Trials
par: Korean Society of Veterinary Clinics / Date de sortie: December 31, 2023
Site web: e-jvc.org

[s210] - https://hrvtraining.com/category/programming/
Auteur: Andrew Flatt Ph.D. / Titre: Training Load and Nutrition Impact on HRV: 10 Week Data Analysis
par: HRVtraining / Date de sortie: 2013-12-06
Site web: hrvtraining.com

[s211] - https://www.equinetendon.com/vitafloor-and-equine-tendon-announce-strategic-partnership-to-revolutionize-equine-rehabilitation/
Auteur: Scott Rawson / Titre: Vitafloor and Equine Tendon Announce Strategic Partnership to Revolutionize Equine Rehabilitation
par: Vitafloor USA Inc. and Equine Tendon Ltd. / Date de sortie: August 13, 2024
Site web: Equine Tendon

[s212] - https://bmcvetres.biomedcentral.com/articles/10.1186/s12917-017-0969-8
Auteur: Cornelis Marinus de Bruijn, Willem Houterman, Margreet Ploeg, Bart Ducro, Berit Boshuizen, Klaartje Goethals, Elisabeth-Lidwien Verdegaal, Catherine Delesalle / Titre: Monitoring training response in young Friesian dressage horses using two different standardised exercise tests (SETs)
par: BMC Veterinary Research / Date de sortie: 14 February 2017
Site web: BMC Veterinary Research / Editeur: BMC

[s213] - https://www.mdpi.com/2076-2615/13/4/689
Titre: Putative Role of CFSH in the Eyestalk-AG-Testicular Endocrine Axis of the Swimming Crab Portunus trituberculatus / par: MDPI
Site web: MDPI / Éditeur: MDPI

[s214] - https://core.ac.uk/download/pdf/82145339.pdf
Auteur: Brad H. DeWeese, Guy Hornsby, Meg Stone, Michael H. Stone / Titre: The training process: Planning for strength–power training in track and field. Part 2: Practical and applied aspects
par: Elsevier B.V. / Date de sortie: 17 July 2015 / Éditeur: Shanghai University of Sport
Site web: ScienceDirect

[s215] - https://feelthebyrn.blog/tag/aging-athlete/
Auteur: Gordo Byrn / Titre: Sunday Summary 20 November 2022
Date de sortie: November 20, 2022 / Site web: Feel The Byrn

[s216] - https://en.magazine.clipmyhorse.tv/artikel/der-ultimative-leitfaden-zum-distanzreiten-alles-was-du-wissen-musst
Auteur: Sina Schulze / Titre: Der ultimative Leitfaden zum Distanzreiten: Alles, was du wissen musst
par: ClipMyHorse.TV / Site web: ClipMyHorse.TV

[s217] - https://www.sportsperformancebulletin.com/training/endurance-training/peaking-the-art-of-planning-and-tapering
Auteur: Andrew Hamilton / Titre: Peaking: the art of planning and tapering
Site web: Sports Performance Bulletin

[s218] - https://www.equineultrasound.com/educational-resources/prevention-of-tendon-and-ligament-injuries
Auteur: Dr. Carol Gillis DVM, PhD, DACVSMR / Titre: Prevention of Tendon and Ligament Injuries
par: K9 Ultrasound / Date de sortie: Jan 19
Site web: equineultrasound.com

[s219] - https://www.horsejournals.com/how/how-reduce-risk-training-related-injuries/
Auteur: Jodie Santarossa, DVM, CVA, CERT / Titre: How to Reduce the Risk of Training Related Injuries
par: Horse Journals / Date de sortie: October 11, 2024
Site web: Horse Journals

[s220] - https://horsenetwork.com/2016/12/keeping-your-performance-horse-sound/
Auteur: Dr. David Ramey **Titre:** Keeping Your Performance Horse Sound
par: Horse Network **Date de sortie:** December 10, 2016
Site web: Horse Network

[s221] - https://vorl.vetmed.ucdavis.edu/sites/g/files/dgvnsk4731/files/inline-files/Racing_Injury_Prevention_Program_Report.pdf
Auteur: Susan M. Stover, DVM, PhD, Dipl ACVS **Titre:** Racing Injury Prevention Program Report
par: University of California Davis **Date de sortie:** July 2011 - June 2013
Site web: University of California Davis **Editeur:** California Horse Racing Board

[s222] - https://vet.arioneo.com/en/blog/muscular-contractures-in-sport-horses-management-and-prevention-thanks-to-technology/
Titre: Muscular contractures in athletic horses: management and prevention through technology **par:** ARIONEO
Date de sortie: May 31, 2023 **Site web:** vet.arioneo.com

Sources des images

Informations sur toutes les images suivantes
Aucune des images n'a été modifiée, seule la résolution a été ajustée.
Toutes les images conservent leur licence d'origine.
Malgré un examen minutieux, l'exactitude et l'attribution des images ne peuvent être garanties.
Toutes les images ont été récupérées et vérifiées 2024-12-03.

Licences utilisées

CC BY-SA 4.0	https://creativecommons.org/licenses/by-sa/4.0
No restrictions	https://www.flickr.com/commons/usage/
CC BY-SA 2.0	https://creativecommons.org/licenses/by-sa/2.0
CC BY 4.0	https://creativecommons.org/licenses/by/4.0
CC0	http://creativecommons.org/publicdomain/zero/1.0/deed.en
CC BY-SA 3.0	http://creativecommons.org/licenses/by-sa/3.0/
FAL	http://artlibre.org/licence/lal/en
GFDL 1.2	http://www.gnu.org/licenses/old-licenses/fdl-1.2.html
CC BY-SA 1.0	https://creativecommons.org/licenses/by-sa/1.0
CC BY-SA 3.0 de	https://creativecommons.org/licenses/by-sa/3.0/de/deed.en

Crédits images

[i1] - https://upload.wikimedia.org/wikipedia/commons/4/4a/Cartilage_hyaline1.jpg
Date: 2008-06-03 — par: Echinaceapallida
License: CC BY-SA 4.0 (https://creativecommons.org/licenses/by-sa/4.0)

[i2] - https://upload.wikimedia.org/wikipedia/commons/e/ea/Sabot_en_babouche_01.jpg
Date: 2022-04-26 — par: .Anja.
Artiste: Anne Jea. — License: CC BY-SA 4.0 (https://creativecommons.org/licenses/by-sa/4.0)

[i3] - https://upload.wikimedia.org/wikipedia/commons/7/7a/Veterinary_notes_for_horse_owners_-_a_manual_of_horse_medicine_and_surgery_%281903%29_%281478f823702%29.jpg
Date: 1903 — par: Fæ
Artiste: Internet Archive Book Images — License: No restrictions (https://www.flickr.com/commons/usage/)

[i4] - https://upload.wikimedia.org/wikipedia/commons/1/1a/Renegade_Hoof_Boots_Classic.png
Date: 2022-06-09 — par: Lwolfe63
License: CC BY-SA 4.0 (https://creativecommons.org/licenses/by-sa/4.0)

[i5] - https://upload.wikimedia.org/wikipedia/commons/f/f6/The_Horse_-_its_treatment_in_health_and_disease%2C_with_a_complete_guide_to_breeding%2C_training_and_management_%281905%29_%2814763801912%29.jpg
Date: 1905 — par: Fæ
Artiste: Internet Archive Book Images — License: No restrictions (https://www.flickr.com/commons/usage/)

[i6] - https://upload.wikimedia.org/wikipedia/commons/9/91/Annual_report_of_the_American_Museum_of_Natural_History_for_the_year_%281907%29_%2818433410951%29_%28cropped%29.jpg
Date: 1907 — par: Kersti Nebelsiek
Artiste: Internet Archive Book Images — License: No restrictions (https://www.flickr.com/commons/usage/)

[i7] - https://upload.wikimedia.org/wikipedia/commons/d/d5/Normal_lung_Alveoli_%283678762542%29.jpg
Date: 2008-07-10 — par: Netha Hussain
Artiste: Yale Rosen — License: CC BY-SA 2.0 (https://creativecommons.org/licenses/by-sa/2.0)

[i8] - https://upload.wikimedia.org/wikipedia/commons/c/c0/Horse_nose_01.jpg
Date: 2023-07-21 — par: .Anja.
Artiste: Anja — License: CC BY-SA 4.0 (https://creativecommons.org/licenses/by-sa/4.0)

[i9] - https://upload.wikimedia.org/wikipedia/commons/7/78/Purine_Nucleoside_Phosphorylase.jpg
Date: 2004-12-17 **par:** Chris 73
License: Public domain

[i10] - https://upload.wikimedia.org/wikipedia/commons/d/d2/Histological_Structure_of_Large_Intestine.jpg
Date: 2022-03-15 **par:** S.M.M.Musabbir Uddin
License: CC BY-SA 4.0 (https://creativecommons.org/licenses/by-sa/4.0)

[i11] - https://upload.wikimedia.org/wikipedia/commons/b/bc/E_coli_at_10000x%2C_original.jpg
Date: 2005-03 **par:** Brian0918
Artiste: Photo byfkfkrErbe, digital colorization by **License:** Public domain
Christopher Pooley, both of USDA, ARS, EMU.

[i12] - https://upload.wikimedia.org/wikipedia/commons/c/c1/Horse_retinal_neuron.jpg
Date: 2021-03-26 **par:** Katshutko
License: CC BY 4.0 (https://creativecommons.org/licenses/by/4.0)

[i13] - https://upload.wikimedia.org/wikipedia/commons/8/89/Astrocyte.jpg
Date: 13 November 2005 **par:** File Upload Bot (Magnus Manske)
Artiste: Lka **License:** Attribution

[i14] - https://upload.wikimedia.org/wikipedia/commons/7/77/Bovine_Pulmonary_Artery_Endothelial_Cells_Fluorescent_Image.jpg
Date: 2019-12-06 **par:** Erin Rod
License: CC BY 4.0 (https://creativecommons.org/licenses/by/4.0)

[i15] - https://upload.wikimedia.org/wikipedia/commons/d/db/Naturalis_Biodiversity_Center_-_Gypsum_-_mineral.jpg
Date: 2014-08-06 **par:** Hansmuller
Artiste: Naturalis Biodiversity Center **License:** CC0 (http://creativecommons.org/publicdomain/zero/1.0/deed.en)

[i16] - https://upload.wikimedia.org/wikipedia/commons/4/40/Natural_Copper_Ore_Macro_1.JPG
Date: 2007-07-24 **par:** Digon3
License: CC BY-SA 3.0 (http://creativecommons.org/licenses/by-sa/3.0/)

[i17] - https://upload.wikimedia.org/wikipedia/commons/6/6a/Manganese_Ore.jpg
Date: 2015-03-20 **par:** Thamizhpparithi Maari
License: CC BY-SA 4.0 (https://creativecommons.org/licenses/by-sa/4.0)

[i18] - https://upload.wikimedia.org/wikipedia/commons/3/3d/Cholecalciferol-3d.png
Date: 5/6/07 **par:** Trlkly
Artiste: Sbrools **License:** CC BY-SA 3.0 (http://creativecommons.org/licenses/by-sa/3.0/)

[i19] - https://upload.wikimedia.org/wikipedia/commons/f/f9/Zinc_fragment_sublimed_and_1cm3_cube.jpg
Date: 2010-10-02 **par:** Alchemist-hp
License: FAL (http://artlibre.org/licence/lal/en)

[i20] - https://upload.wikimedia.org/wikipedia/commons/d/d2/Cobalt_Sample.jpg
Date: 2014-11-30 **par:** Tjdenholm
Artiste: Tim Denholm **License:** CC BY 4.0 (https://creativecommons.org/licenses/by/4.0)

[i21] - https://upload.wikimedia.org/wikipedia/commons/f/f0/Vitamin-E-from-xtal-3D-bs-17.png
Date: 2023-10-22 **par:** Benjah-bmm27
Artiste: Ben Mills **License:** Public domain

[i22] - https://upload.wikimedia.org/wikipedia/commons/d/d9/Horse_drawn_hearse_horse_City_of_London_Cemetery_2_lighter.jpg
Date: 2020-04-23 **par:** Acabashi
License: CC BY-SA 4.0 (https://creativecommons.org/licenses/by-sa/4.0)

[i23] - https://upload.wikimedia.org/wikipedia/commons/2/2f/Dried_Star_Anise_Fruit_Seeds.jpg
Date: 2017-11-12 **par:** Sanjay ach
Artiste: Sanjay Acharya **License:** CC BY-SA 4.0 (https://creativecommons.org/licenses/by-sa/4.0)

[i24] - https://upload.wikimedia.org/wikipedia/commons/f/f3/Eucalyptus_trees_in_Agioi_Apostoli._Crete%2C_Greece.jpg
Date: 2019-09-13 **par:** Ввласёнко
License: CC BY-SA 3.0 (https://creativecommons.org/licenses/by-sa/3.0)

[i25] - https://upload.wikimedia.org/wikipedia/commons/c/c0/Foeniculum_July_2011-1a.jpg
Date: 2011-07-07 **par:** Alvesgaspar
License: CC BY-SA 3.0 (https://creativecommons.org/licenses/by-sa/3.0)

[i26] - https://upload.wikimedia.org/wikipedia/commons/8/8c/Mentha_arvensis_-_p%C3%B5ldm%C3%BCnt_Keila.jpg
Date: 2013-07-11 **par:** Iifar
Artiste: Ivar Leidus **License:** CC BY-SA 3.0 (https://creativecommons.org/licenses/by-sa/3.0)

[i27] - https://upload.wikimedia.org/wikipedia/commons/1/10/Salvia_pratensis_006.jpg
Date: 2012-06-16 **par:** Llez
Artiste: H. Zell **License:** CC BY-SA 3.0 (https://creativecommons.org/licenses/by-sa/3.0)

[i28] - https://upload.wikimedia.org/wikipedia/commons/e/ea/Thyme-Bundle.jpg
Date: 2011-09-28 **par:** Evan-Amos
License: CC0 (http://creativecommons.org/publicdomain/zero/1.0/deed.en)

[i29] - https://upload.wikimedia.org/wikipedia/commons/5/5b/Curcuma_longa_roots.jpg
Date: 2014-03-22 **par:** Laitche
Artiste: Simon A. Eugster **License:** CC BY-SA 3.0 (https://creativecommons.org/licenses/by-sa/3.0)

[i30] - https://upload.wikimedia.org/wikipedia/commons/a/a7/Chamomile%40original_size.jpg
Date: 2005-05-28 **par:** Fir0002
License: GFDL 1.2 (http://www.gnu.org/licenses/old-licenses/fdl-1.2.html)

[i31] - https://upload.wikimedia.org/wikipedia/commons/b/b5/Gesloten_bloem_van_de_paardenbloem_%28Taraxacum_officinale%29_09-05-2021._%28d.j.b%29_02.jpg
Date: 2021-05-09 **par:** Famberhorst
Artiste: Dominicus Johannes Bergsma **License:** CC BY-SA 4.0 (https://creativecommons.org/licenses/by-sa/4.0)

[i32] - https://upload.wikimedia.org/wikipedia/commons/7/78/Medicago_sativa_-_harilik_lutsern_Keilas.jpg
Date: 2013-07-25 **par:** Iifar
Artiste: Ivar Leidus **License:** CC BY-SA 3.0 (https://creativecommons.org/licenses/by-sa/3.0)

[i33] - https://upload.wikimedia.org/wikipedia/commons/6/69/Echinacea_purpurea_in_Aboul.jpg
Date: 2017-07-17 **par:** Tournasol7
Artiste: Krzysztof Golik **License:** CC BY-SA 4.0 (https://creativecommons.org/licenses/by-sa/4.0)

[i34] - https://upload.wikimedia.org/wikipedia/commons/b/be/00_0838_Frucht_der_Pflanze_%E2%80%9EEchtes_S%C3%BCssholz%E2%80%9C_%28Glycyrrhiza_glabra%29.jpg
Date: 2019-09-21 **par:** W. Bulach
License: CC BY-SA 4.0
(https://creativecommons.org/licenses/by-sa/4.0)

[i35] - https://upload.wikimedia.org/wikipedia/commons/1/14/Origanum_vulgare_-_harilik_pune.jpg
Date: 30 June 2013, 21:36:21 **par:** lifar
Artiste: Ivar Leidus **License:** CC BY-SA 3.0
(https://creativecommons.org/licenses/by-sa/3.0)

[i36] - https://upload.wikimedia.org/wikipedia/commons/7/7e/Dry_Ginger_1.jpg
Date: 2018-09-06 **par:** Peiyushk
Artiste: Piyush Kothari **License:** CC BY-SA 4.0
(https://creativecommons.org/licenses/by-sa/4.0)

[i37] - https://upload.wikimedia.org/wikipedia/commons/b/b7/Knoblauch_%28Allium_sativum%29-20200621-RM-085344.jpg
Date: 2020-06-21 **par:** Ermell
License: CC BY-SA 4.0
(https://creativecommons.org/licenses/by-sa/4.0)

[i38] - https://upload.wikimedia.org/wikipedia/commons/d/dd/Moringa_oleifera_kz01.jpg
Date: 2024-02-21 **par:** Kenraiz
License: CC BY-SA 4.0
(https://creativecommons.org/licenses/by-sa/4.0)

[i39] - https://upload.wikimedia.org/wikipedia/commons/4/49/Plagiomnium_affine_laminazellen.jpeg
Date: created **par:** René Esposito
Artiste: Fabelfroh **License:** CC BY-SA 3.0 (http://creativecommons.org/licenses/by-sa/3.0/)

[i40] - https://upload.wikimedia.org/wikipedia/commons/6/63/Calendula_officinalis_flowerbud_22122014_%281%29.jpg
Date: 2014-12-22 **par:** Joydeep
License: CC BY-SA 3.0
(https://creativecommons.org/licenses/by-sa/3.0)

[i41] - https://upload.wikimedia.org/wikipedia/commons/9/97/Hypericum_perforatum20110702_023.jpg
Date: 2011-07-02 **par:** Bff
License: CC BY-SA 4.0
(https://creativecommons.org/licenses/by-sa/4.0)

[i42] - https://upload.wikimedia.org/wikipedia/commons/9/94/Myrrh.JPG
Date: 14 February 2005 **par:** Gaius Cornelius
License: Public domain

[i43] - https://upload.wikimedia.org/wikipedia/commons/3/37/Plantago_lanceolata_-_Kulna.jpg
Date: 20 June 2022, 22:02 **par:** lifar
Artiste: Ivar Leidus **License:** CC BY-SA 4.0
(https://creativecommons.org/licenses/by-sa/4.0)

[i44] - https://upload.wikimedia.org/wikipedia/commons/4/4c/Dr.Umasankar_Mohanty_Demonstrating_Manual_Therapy_Techniques.jpg
Date: 2009-01-18 **par:** Prof.mohanty
License: CC BY-SA 4.0
(https://creativecommons.org/licenses/by-sa/4.0)

[i45] - https://upload.wikimedia.org/wikipedia/commons/2/24/KT_tape_on_the_back_of_adult_male.jpg
Date: 2021-02-27 **par:** Whoisjohngalt
License: CC BY-SA 4.0
(https://creativecommons.org/licenses/by-sa/4.0)

[i46] - https://upload.wikimedia.org/wikipedia/commons/7/77/Shiatsu_massage_set-up.jpg
Date: 2007-10-08 **par:** Flickr upload bot
Artiste: Lee Haywood **License:** CC BY-SA 2.0
(https://creativecommons.org/licenses/by-sa/2.0)

[i47] - https://upload.wikimedia.org/wikipedia/commons/3/30/Ost%C3%A9opathie_%C3%A9quine_ESOAA.JPG
Date: 2008-09-08 **par:** Animafum
License: CC BY-SA 3.0
(https://creativecommons.org/licenses/by-sa/3.0)

[i48] - https://upload.wikimedia.org/wikipedia/commons/5/58/Mare_repro_palpate_%285877979030%29.jpg
Date: 2008-04-08 **par:** Montanabw
Artiste: eXtensionHorses **License:** CC BY-SA 2.0
(https://creativecommons.org/licenses/by-sa/2.0)

[i49] - https://upload.wikimedia.org/wikipedia/commons/c/c3/Homeopathic_Medicine.jpg
Date: 2020-10-05 **par:** Dr. Moumita Sahana
License: CC BY-SA 4.0
(https://creativecommons.org/licenses/by-sa/4.0)

[i50] - https://upload.wikimedia.org/wikipedia/commons/8/8f/Grooming_Horse_by_Robert_Polhill_Bevan_-_Robert_Polhill_Bevan_-_ABDAG002290.jpg
Date: 1909 **par:** Watty62
Artiste: class="fn value"> Robert Polhill Bevan **License:** Public domain

[i51] - https://upload.wikimedia.org/wikipedia/commons/f/fa/Zaniskari_Horse_in_Ladakh.jpg
Date: 2018-06-26 **par:** Justlettersandnumbers
Artiste: Eatcha **License:** CC BY-SA 4.0
(https://creativecommons.org/licenses/by-sa/4.0)

[i52] - https://upload.wikimedia.org/wikipedia/commons/f/f6/Kuskokwim_Reconnaissance_expedition_members_leading_horses_across_ice_field_on_the_west_side_of_Simpson_Pass%2C_Alaska_Range_%28AL%2BCA_3763%29.jpg
Date: August **par:** BMacZeroBot
Artiste: class="fn value"> Unknown author **License:** Public domain

[i53] - https://upload.wikimedia.org/wikipedia/commons/5/52/BMW_Polo_Masters_Meg%C3%A8ve_2014_-_bandages.jpg
Date: 2014-01-26 **par:** Ludo29
Artiste: Ludovic Péron **License:** CC BY-SA 3.0
(https://creativecommons.org/licenses/by-sa/3.0)

[i54] - https://upload.wikimedia.org/wikipedia/commons/8/80/Self-adhering-bandage.png
Date: 2020-03-23 **par:** Baedr-9439
License: CC0
(http://creativecommons.org/publicdomain/zero/1.0/deed.en)

[i55] - https://upload.wikimedia.org/wikipedia/commons/f/f7/Rotavirus.jpg
Date: 2006-01-24 **par:** Ciszewski W~commonswiki
Artiste: F.P. Williams, U.S. EPA **License:** Public domain

[i56] - https://upload.wikimedia.org/wikipedia/commons/b/b7/Human_fibrinogen_3GHG.png
Date: 2019-11-14 **par:** 5-HT2AR
License: CC0
(http://creativecommons.org/publicdomain/zero/1.0/deed.en)

[i57] - https://upload.wikimedia.org/wikipedia/commons/2/26/160504-A-PY568-001_%2826328283963%29.jpg
Date: 2016-05-10 **par:** Vanished Account Byeznhpyxeuztibuo
Artiste: U.S. Department of Defense Current Photos **License:** Public domain

[i58] - https://upload.wikimedia.org/wikipedia/commons/0/03/Horse-Vaccination.jpeg
Date: 1940 **par:** Eubulides
Artiste: United States. Farm Security Administration. **License:** Public domain
Office of War Information Photograph Collection.
Photographer is Wilbur Staats.

[i59] - https://upload.wikimedia.org/wikipedia/commons/9/9b/Chestnut_horse_hoof.JPG
Date: 2014-04-29 **par:** Montanabw
License: CC BY-SA 3.0
(https://creativecommons.org/licenses/by-sa/3.0)

[i60] - https://upload.wikimedia.org/wikipedia/commons/c/c5/A_blacksmith_at_work.jpg
Date: 2009-08-24 **par:** Wizard191
Artiste: Moose Jaw Times Herald **License:** CC BY-SA 1.0
(https://creativecommons.org/licenses/by-sa/1.0)

[i61] - https://upload.wikimedia.org/wikipedia/commons/a/af/Hooves_with_special_horseshoes_02.jpg
Date: 2024-08-11 **par:** Kritzolina
License: CC BY-SA 4.0
(https://creativecommons.org/licenses/by-sa/4.0)

[i62] - https://upload.wikimedia.org/wikipedia/commons/a/ac/Man_jumping_over_a_pommel_horse._Man_waiting_in_line_behind_him%2C_NINO_F_Scholten_photographic_print_19_1449.tiff
Date: Between **par:** Mr.Nostalgic
Artiste: Frank Scholten **License:** Public domain

[i63] - https://upload.wikimedia.org/wikipedia/commons/8/86/Cavaletti_Systembalken_aus_verletzungsfreiem_Kunststoff.jpg
Date: 2016-10-01 **par:** Wdwdbot
Artiste: Sylvia Naundorf **License:** CC BY-SA 3.0 de
(https://creativecommons.org/licenses/by-sa/3.0/de/deed.en)

[i64] - https://upload.wikimedia.org/wikipedia/commons/4/4e/Horse_Altai_05.jpg
Date: 2013-06-08 **par:** Alexandr frolov
License: CC BY-SA 4.0
(https://creativecommons.org/licenses/by-sa/4.0)

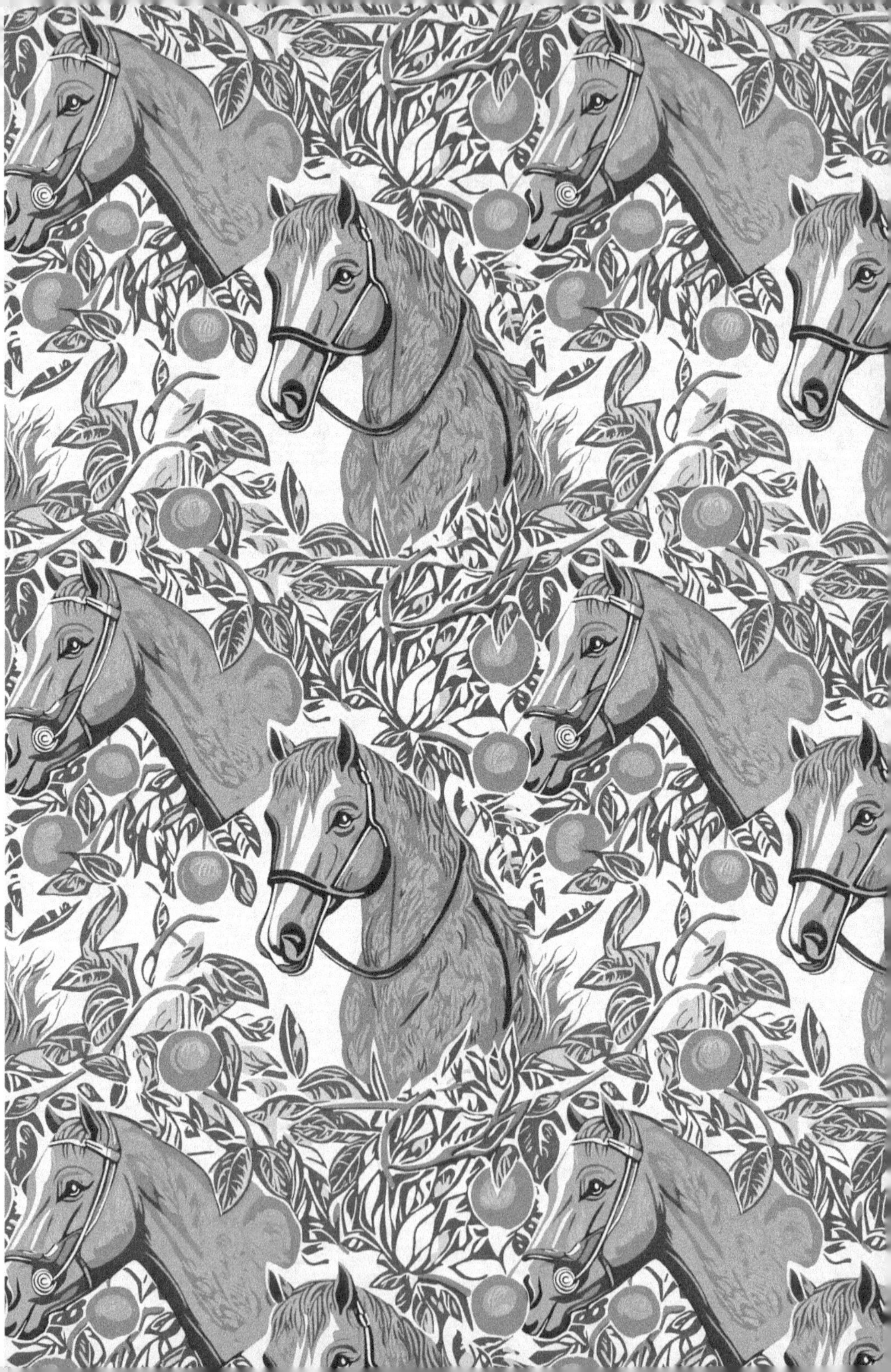